2019 ACC/ESC 心血管疾病研究进展

主 编　李艳芳　张　萍
　　　　师树田　缪国斌

科学出版社

北　京

内 容 简 介

本书为2019年美国心脏病学会科学年会（ACC）和2019年欧洲心脏病学会科学年会（ESC）心血管疾病最新研究进展摘要，内容包括：冠心病及急性冠状动脉综合征研究进展、抗凝及抗血小板治疗研究进展、心力衰竭研究进展、调脂治疗研究进展、高血压研究进展、心房颤动和其他研究进展，以及2019 ACC心血管疾病一级预防指南和2019 ESC新发布的5部临床指南，对国内心血管专业医师和非心血管专业医师的临床实践都有重要的指导意义。

图书在版编目（CIP）数据

2019 ACC/ESC 心血管疾病研究进展 / 李艳芳等主编 . -- 北京 : 科学出版社 , 2019.10
ISBN 978-7-03-062478-9

Ⅰ . ① 2… Ⅱ . ① 李… Ⅲ . ① 心脏血管疾病 — 诊疗 — 研究 Ⅳ . ① R54

中国版本图书馆 CIP 数据核字（2019）第 209580 号

责任编辑：于 哲 / 责任校对：张林红
责任印制：赵 博 / 封面设计：龙 岩

科学出版社 出版
北京东黄城根北街 16 号
邮政编码：100717
http://www.sciencep.com

三河市春园印刷有限公司 印刷

科学出版社发行 各地新华书店经销
*
2019 年 10 月第 一 版 开本：850×1168 1/32
2019 年 10 月第一次印刷 印张：6
字数：140 000

定价：35.00 元
（如有印装质量问题，我社负责调换）

编者名单

主　编　　李艳芳　　张　萍　　师树田　　缪国斌
副主编　　薛亚军　　郭彦青　　刘　芳　　刘元伟
　　　　　佘　飞　　何　榕
编　者　　（以姓氏笔画为序）

于　娟	王　飞	王　冠	王　梅
王成钢	王兆宏	王志鑫	王海雄
王雪莹	王银棠	王喜福	孔令云
叶　明	师树田	吕婷婷	乔　宇
向　伟	庄先静	刘　飞	刘　芳
刘元伟	安　健	孙晓冬	李　俐
李　锟	李庆祥	李思源	李艳芳
杨　鹏	杨　靖	何　榕	佘　飞
冷　婧	宋俊迎	张　鸥	张　萍
张玲姬	张瑞琪	张慧敏	陈心培
武文峰	周　杰	周博达	赵兰婷
胡亦新	祖晓麟	贺晓楠	袁亦方
耿　雨	耿建慧	徐碧荷	高玉龙
高夏青	郭彦青	曹芳芳	曹晓菁
彭余波	蒋志丽	曾　源	谢　颖
缪国斌	薛亚军	魏首栋	魏路佳

目　录

2019美国心脏病学会（ACC）科学年会概况

首都医科大学附属北京安贞医院　李艳芳

美国心脏病学会科学年会于2019年3月16日至19日在美国新奥尔良会展中心举行。本届大会以"每天一个苹果为主题"拉开帷幕，先后公布了新近完成的36项临床试验和心血管疾病一级预防指南，并对2019年心房颤动指南进行了重点讨论。

AHS研究（苹果研究）的样本量高达近50万人口，是最大规模的观察性研究。该研究利用了现代社会对个人电子产品嗜好的特点，未来将会改变心房颤动（AF）筛查的性质和范围。这项试验旨在了解AHS应用程序在检测心房颤动方面的有效性和可靠性，以及它如何影响参试者的整体保健水平。在这项观察性研究中，携带苹果手表和iPhone 5S或更高型号手机的成年人被邀请下载AHS应用程序，并佩戴标志性的智能手表作为心律监视器。如果手表观察到可能的心房颤动，参与者会佩戴心电图（ECG）贴片长达1周，以确认是否存在心律失常。这项试验旨在了解AHS应用程序在检测心房颤动方面的有效性和可靠性，以及它如何影响参试者的整体保健水平。一款面向消费者的Apple ECG应用程序（可以监测脉搏率，可以进行单导联心电图监测，并发送心律异常通知），已于2018年12月上市。这项技术可能对没有症状的心房颤动患者非常有用，能够帮助他们尽早发现心房颤动并进行口服抗凝治疗，预防卒中。

大会报告了Xa因子抑制剂利伐沙班在以家庭治疗低风险肺栓塞（PE）患者为特色的队列研究结果，1050名参试者在医院接受口服抗凝药（OAC）治疗，2天内出院，随访3个月，主要终点为有症状的复发性静脉血栓栓塞（VTE）或 PE 相关死亡率。开幕式当天还公布了以下 4 项临床试验。

1. 部分腺苷 A1 受体激动剂纳尔腺苷治疗心力衰竭和左心室射血分数保留心力衰竭（HFPEF）的 2 期临床试验，为安慰剂对照的安全性和有效性研究。

2. Pioneer-HF 开放标签的延长期研究，诺欣妥（Enterto, Novartis）与依那普利相比，在射血分数降低失代偿性心力衰竭（HFRef）稳定期的患者中，可显著降低钠尿肽水平。

3. 为期 1 年 - 充满希望的心脏试验探索了联合治疗抑郁症和心力衰竭的新模式。

4. 对急性冠状动脉综合征（ACS）患者进行抑郁筛查是否会影响生活质量和成本效益的评估研究，结果令人鼓舞。

2019 年 3 月 17 日上午公布了两项临床试验：① PARTNER 3 试验：对 19 岁以上患有严重钙化性主动脉瓣狭窄的患者使用爱德华兹生命科学公司的 SAPIEN 3 瓣膜与 SAVR 瓣膜进行比较，这两项研究着眼于爱德华兹和美敦力瓣膜的短期疗效。将要讨论哪种才是终身、长期、耐久性的瓣膜。②使用美敦力 Evolut 经导管主动脉瓣置换的临床研究：该试验已纳入儿童和成人，主要结果将在 2 年后公布。

这些试验可能会改变临床实践，使人们对经导管治疗与外科手术治疗产生更深刻的认识，尤其对于那些可能是传统手术较好的候选者——青年人。但关键问题是，TAVR 瓣膜在年轻、低风险患者中使用，能否与外科植入的瓣膜竞争以延长患者寿命。TAVR 试验的随访时间通常有限，这两项研究着眼于爱德华兹和美敦力瓣膜的短期疗效。两项研究将要讨论的重要问题是，哪种才是终身、长期、耐久性的瓣膜。

17 日上午公布的其他临床试验还包括：COAPT 试验的两项随访分析（通过超声心动图和生活质量评估）结果显示，在接受指南指导药物治疗的二尖瓣反流患者中，心力衰竭住院率显著降低。以及对使用 SAPIEN 3 瓣膜的二叶式主动脉狭窄患者进行 TAVR 的 STS/TVT 注册研究分析。

大会公布的 AUGUSTUS 研究探索了非瓣膜性心房颤动患者是否在单抗血小板治疗中添加 OAC（口服抗凝药）或另一种抗血小板药物，以及在心肌梗死或经皮冠状动脉介入史患者治疗中的一些棘手问题。开放标签试验的 2×2 随机方案将患者分为 4 个治疗组，阿哌沙班、华法林、阿司匹林或阿司匹林安慰剂，所有这些都是在 $P2Y_{12}$ 抑制剂（如氯吡格雷）的基础上进行。最近出台的指南建议在大多数此类病例中不要使用阿司匹林、$P2Y_{12}$ 抑制剂和 OAC 进行"三联疗法"，但对 AUGUSTUS 试验进行的"双联疗法"给出了 II A 类的推荐。

其他试验还有：

1. 世界范围的随机抗生素封套感染预防试验（WRAP-IT），采用 Tyrx 可吸收抗菌封套（Medtronic）围绕新的或替代的置入式起搏器或除颤器，可以降低设备相关感染的风险，WRAP-IT 是更具权威性的大型随机试验。

2.POET 试验的长期随访结果显示，在 6 个月内，将稳定的左心内膜炎患者从静脉注射转为口服抗生素治疗，即安全又有效。

3. 心室辅助装置 MOMENTUM-3 的最终分析，比较了 Abbott 的 HeartMate 3 连续流动心室支撑泵和磁悬浮叶轮的疗效。主要根据 HeartMate 3 试验的 6 个月结果，心室辅助装置 Momentum-3 已被批准用于终末期心力衰竭的治疗。

4.CARDIOMEMS 批准后研究的一年结果，预计将持续到 2020 年。与原对照组相比，用于指导慢性心力衰竭医疗管理的 Cardiomems 可置入肺动脉压力监测仪使死亡率降低了 30%。在随机 CHAMPION 试验中，心力衰竭住院率显著降低。

5.DEFINE PCI 试验，一项对成功 PCI 患者的前瞻性队列研究，探讨通过瞬时无波比率（IFR）指数检测残余缺血，并与定量冠状动脉造影的结果进行对比。

6. ADVANCE 注册研究一年的结果，探讨了冠状动脉计算机断层血管造影（CTA）得出的血流储备分数（FFR）对下游管理的影响，包括使用侵入性血管造影和 PCI。

7. 首次使用替格瑞洛逆转剂的随机人体试验，在 64 名健康受试者中测试了 10 种剂量水平的替格瑞洛（Brilinta/Brilize，阿斯利康）预处理剂 PB2452（Phasebio Pharmaceuticals）的临床结果。

8.mRUSMI 研究是利用超声溶栓治疗急性心肌梗死的微血管再灌注试验，急性 ST 段抬高型心肌梗死（STEMI）患者随机分为两组，在接受标准治疗（包括 PCI）的基础上，观察应用超声导管和注射微泡造影剂的疗效。

9. GLUBAL LEADERS 亚组研究（GLASSY），比较了研究者报告的主要试验结果与独立临床事件委员会裁决的结果之间的异同。

10. CLEAR Wisdom 研究，入选了高 LDL-C 水平的患者，随机分为两组：试验组每天服用 180mg 二羧酸衍生物 bempidoic acid［双重调节肝脏三磷酸腺苷 – 柠檬酸裂解酶（ACL）和腺苷单磷酸 – 活化蛋白激酶（AMPK）］，对照组服用安慰剂，两组均在常规治疗的基础上加用试验药物。该药物抑制靶点在他汀类药物作用靶点羟甲戊二酰辅酶还原酶、胆固醇生物合成路径的上游。

11. CLEORE 研究，比较了 3 种联合药物治疗方案在非洲黑种人的降压疗效，共入选了 6 个非洲国家的高血压成人，随机分到三种双药治疗方案中的其中一组，包括血管紧张素转化酶抑制剂、钙通道阻滞剂和（或）利尿剂。INFINITY 试验入选了 75 岁及以上年龄的高血压并伴有脑血管疾病危险因素（包括 MRI 检测到的信号）的患者，随机分配到标准降压或强化降压治疗组。收缩压目标值分别为 145mmHg 或以下和 130mmHg 或以下。主要终点包括 36 个月内的动态血压变化和认知功能变化的评估。

美国心脏病协会一级预防指南将学会 2013 年心血管风险评

估指南、2013 年生活方式指南和 2013 年超重及肥胖指南的部分内容贯穿在一起，还包括了 2017 年高血压指南和 2018 年胆固醇指南的信息，尤其是与初级预防相关的信息，对临床工作具有重要的指导意义。

2019ACC 内容广泛，亮点闪烁，对未来心血管领域的临床和基础研究将起到重要的推动作用。

一、2019 ACC/AHA 心血管疾病一级预防指南

（一）10 大要点

2019 年 3 月 17 日在第 68 届美国心脏病学会科学年会上正式发布了 ACC/AHA 心血管疾病一级预防指南．指南共有 10 大要点。

1. 预防动脉粥样硬化性心血管疾病、心力衰竭和心房颤动最重要的方法是倡导保持终身健康的生活方式。

2. 以团队为基础的医疗模式是预防心血管疾病的最佳策略。临床医生需评估影响个体健康的社会因素，以便为治疗策略提供帮助。

3. 40 ～ 75 岁正在接受心血管疾病预防评估的成年人，在开始药物治疗（如降压治疗、他汀类药物或阿司匹林）之前，应进行 10 年动脉粥样硬化性心血管疾病（ASCVD）的风险评估，并进行临床医生与患者之间的风险讨论。无论是否存在其他心血管风险增强因素，都有助于指导特定个体预防性干预的决策，冠状动脉钙化扫描同样如此。

4. 所有成年人都应摄入健康饮食，例如增加蔬菜、水果、坚果、全谷物、鱼类的摄入，尽量减少反式脂肪、加工肉类、精制糖类和含糖饮料的摄入。超重和肥胖的成年人，应通过咨询和限制热量的方式实现和保持减重。

5. 成年人每周应至少进行 150 分钟的中等强度体力活动或 75 分钟的剧烈体力活动。

6. 患有 2 型糖尿病的成年人，应听从改变生活方式（如改善饮食习惯和实现运动）的建议。如需药物治疗，二甲双胍被推荐

为一线选药，其次考虑钠－葡萄糖协同转运蛋白（SGLT-2）抑制剂或胰高血糖素样肽 1（GLP-1）受体激动剂。

7. 对于行健康检查的所有成年人，每次都应例行做烟草使用评估，并强烈建议烟草使用者戒烟。

8. 由于缺乏净获益，不推荐阿司匹林常规用于 ASCVD 的一级预防。

9. 低密度脂蛋白胆固醇水平升高（≥190mg/dl）、年龄在 40～75 岁的糖尿病患者，以及经临床医生与患者进行风险讨论后确定有足够 ASCVD 风险的患者，他汀类药物应作为一级预防的一线用药。

10. 建议对所有血压升高或高血压的成年人进行非药物干预。对于需要药物治疗的患者，目标血压一般应＜130/80mmHg。

（二）ASCVD 预防工作的总体建议

1. 以患者为中心的综合 ASCVD 预防策略

（1）建议采用以团队为基础的的医疗措施来控制与 ASCVD 相关的风险因素（Ⅰ，A）。

（2）医患共同决策，讨论降低 ASCVD 风险的最佳策略（Ⅰ，B-R）。

（3）社会健康的决定因素应为预防 ASCVD 的治疗建议提供最佳的医疗信息（Ⅰ，B-NR）。

2. 评估心血管风险

（1）临床医生应常规评估 40～75 岁成年人传统的心血管危险因素，并使用汇总队列方程（PCE）计算 10 年 ASCVD 风险（Ⅰ，B-NR）。

（2）20～39 岁的成年人，至少每 4～6 年评估一次传统的 ASCVD 危险因素（Ⅱa，B-NR）。

（3）处于临界风险（10 年 ASCVD 风险 5%～7.5%）或中

等风险（10 年 ASCVD 风险之 7.5%～＜20%）的成年人，应使用额外的风险增强因素来指导预防性干预措施（如他汀类药物治疗）的决策（Ⅱa，B-NR）。

（4）中等风险（10 年 ASCVD 风险 ≥ 7.5%～＜20%）的成年人或处于临界风险（10 年 ASCVD 风险 5%～＜7.5%）的成年人，如果基于风险的预防性干预决策（如他汀类药物治疗）仍不确定，应测量冠状动脉钙化评分以指导临床医生与患者的风险讨论（Ⅱa，BNR）。

（5）20～39 岁和 40～59 岁且 10 年 ASCVD 风险＜7.5%的成年人，可以考虑估算终身或 30 年的 ASCVD 风险（Ⅱb，8-NR）。

（三）心血管风险因素

1. 风险增强因素

（1）早发的 ASCVD 家族史（男性＜55 岁；女性＜65 岁）。

（2）原发性高胆固醇血症［LDL-C 160～189mg/dl（4.1～4.8mmol/L）］；非 HDL-C 190～219mg/dl（4.9～5.66mmol/L）。

（3）代谢综合征［腰围增加（以种族特点为切点）］，升高的三酰甘油（＞150mg/dl，非空腹），血压升高，血糖升高，高密度脂蛋白胆固醇降低（男性＜40mg/dl，女性＜50mg/dl），以上 3 个因素中满足其一即可诊断。

（4）慢性肾脏疾病［eGFR 15～59ml/（min·1.73m^2），伴或不伴有蛋白尿；未经透析或肾移植治疗］。

（5）慢性炎性疾病，如牛皮癣、类风湿关节炎、狼疮或艾滋病病毒/艾滋病。

（6）过早绝经（40 岁以前），与妊娠相关的疾病史，如先兆子痫等，会增加后期的 ASCVD 风险，高风险种族/民族（如南亚血统）。

（7）与 ASCVD 风险增加相关的脂质 / 生物标志物。

①持续升高的原发性高三酰甘油血症（≥ 175mg/dl）。

②高敏 C 反应蛋白升高（≥ 2.0mg/L）。

③ lp（a）升高是家族早发 ASCVD 的指标，≥ 50mg/dl 或 ≥ 125 nmol/L 构成了高危增强因素，尤其是较高水平的 lp（a）。

④载脂蛋白 B 升高（≥ 130mg/dl）：三酰甘油 ≥ 200mg/dl。对应的 LDL-C ＞ 160mg/dl，构成风险增强因素。

⑤踝臂指数 ABI ＜ 0.9。

2. 影响心血管风险的生活方式因素

（1）营养与饮食

①建议增加蔬菜、水果、豆类、坚果、全谷物和鱼类的摄入，以减少 ASCVD 危险因素（Ⅰ，B-R）。

②采用膳食中的单不饱和脂肪和多不饱和脂肪替代饱和脂肪，有利于降低 ASCVD 风险（Ⅱa，B-NR）。

③含有较少胆固醇和钠的饮食，有利于降低 ASCVD 风险（Ⅱa，B-NR）。

④提倡健康饮食，最大限度地减少加工肉类、精制糖类和含糖饮料的摄入，以降低 ASCVD 风险（Ⅱa，B-NR）。

⑤提倡健康饮食，避免摄入反式脂肪，以降低 ASCVD 风险（Ⅲ-Harm，BNR）。

（2）运动和体力活动

①成年人应定期到医疗保健机构进行咨询，以优化体力活动和生活方式（Ⅰ，B-R）。

②成年人每周应至少进行 150 分钟的中等强度有氧运动，或每周 75 分钟的剧烈有氧运动（或中等强度和剧烈有氧运动的等效组合），以降低 ASCVD 风险（Ⅰ，B-NR）。

③对于无法达到最低体力活动建议（每周至少 150 分钟的中等强度有氧运动或每周 75 分钟的剧烈有氧运动）的成年人，参加一些中等强度或剧烈的体力活动，即使低于推荐量，也有助于

降低 ASCVD 风险（Ⅱa，B-NR）。

④减少成年人的久坐行为，以降低 ASCVD 风险（Ⅱb，C-LD）。

3. 影响心血管风险的其他因素

（1）超重和肥胖

①建议成年的超重和肥胖个体减重，以改善 ASCVD 危险因素（Ⅰ，B-R）。

②建议对超重和肥胖的成年人采取咨询和全面的生活方式干预措施，包括限制热量，以实现和保持体重降低（Ⅰ，B-R）。

③建议超重和肥胖的成年人每年一次或多次计算体重指数（BMI），以确定是否需要减肥（Ⅰ，C-EO）。

④测量腰围以确定是否存在较高心血管代谢风险（Ⅱa，B-NR）。

（2）2 型糖尿病（T2DM）

①建议 T2DM 的成年人，制订一个以心脏健康饮食模式为主的定制营养计划，以改善血糖控制，如有必要应减重，并改善其他 ASCVD 危险因素（Ⅰ，A）。

② T2DM 的成年人，每周应至少进行 150 分钟的中等强度体力活动或 75 分钟的剧烈体力活动，以改善血糖控制，如有必要应减重，并改善其他 ASCVD 危险因素（Ⅰ，A）。

③ T2DM 的成年人，在确诊后开始使用二甲双胍作为一线治疗和开始生活方式治疗，以改善血糖控制并降低 ASCVD 风险（Ⅱa，B-R）。

④ T2DM 和伴有其他 ASCVD 危险因素的成年人，经过改善生活方式和使用二甲双胍治疗后，如仍需要进一步降糖治疗，应启动钠-葡萄糖协同转运蛋白 2（SGLT-2）抑制剂或胰高血糖素样肽 -1 受体（GLP-1R）激动剂，以改善血糖控制并降低 CVD 风险（Ⅱb，B-R）。

（3）高胆固醇

①中等风险（10 年 ASCVD 风险 ≥ 7.5% ～ < 20%）的成年人，

他汀类药物治疗可降低 ASCVD 风险。在风险讨论中，如果决定使用他汀类药物，推荐选择中等强度他汀类药物治疗（Ⅰ，A）。

②中等风险（10 年 ASCVD 风险≥ 7.5%～< 20%）的患者，LDL-C 水平应较基线降低 30% 或以上，以实现最佳的风险降低，尤其对于高危患者（10 年 ASCVD 风险≥ 20%），LDL-C 水平需降低 50% 或以上（Ⅰ，A）。

③ 40 ～ 75 岁的糖尿病患者，无论估算的 10 年 ASCVD 风险如何，都应进行中等强度的他汀类药物治疗（Ⅰ，A）。

④ 20 ～ 75 岁，LDL-C 水平≥ 190mg/dl（≥ 4.9mmol/L）的患者，建议使用最大耐受剂量的他汀类药物治疗（Ⅰ，B-R）。

⑤存在多个 ASCVD 危险因素的成人糖尿病患者，应处方高强度他汀类药物治疗，目的是将 LDL-C 水平较基线降低 50% 或以上（Ⅱa，B-R）。

⑥中等风险（10 年 ASCVD 风险之≥ 7.5%～< 20%）的成年人，风险增强因素有助于启动或强化他汀类药物治疗（Ⅱa，B-R）。

⑦中等风险（10 年 ASCVD 风险≥ 7.5%～< 20%）或临界风险（10 年 ASCVD 风险 5%～< 7.5%）的特定成年人，如果无法决策治疗，可测定冠状动脉钙化（CAC）积分：如果 CAC 评分为 0，而且不存在高危因素（如糖尿病、早发性冠心病、吸烟），可以停止他汀类药物治疗并在 5 ～ 10 年重新评估；如果 CAC 评分为 1 ～ 99，应对年龄≥ 55 岁的患者启动他汀类药物治疗；如果 CAC 评分≥ 100，或≥第 75 百分位，需启动他汀类药物治疗（Ⅱa，B-NR）。

⑧处于临界风险（10 年 ASCVD 风险 5%～< 7.5%）的患者，在风险讨论中，如果存在风险增强因素，需启动中等强度他汀类药物治疗（Ⅱb，B-R）。

（4）血压升压或高血压

①血压升高或高血压的成年人，以及需要降压治疗的患者，

建议进行非药物干预措施以降低血压。措施包括：减轻体重；摄入有利于心脏健康的饮食；限制钠盐摄入；补充含钾食物；制订锻炼计划增加体力活动；限制酒精摄入（Ⅰ，A）。

②估算 10 年 ASCVD 风险 ≥ 10%，平均收缩压（SBP）≥ 130mmHg 或平均舒张压（DBP）≥ 80mmHg 的成年人，建议使用降压药物用于 CVD 的一级预防（Ⅰ，SBP：A；DBP：CEO）。

③患有高血压且 10 年 ASCVD 风险 ≥ 10% 的成年人，建议目标血压 < 130/80mmHg（Ⅰ，SBP：B-R SR；DBP：C-EO）。

④高血压和慢性肾脏疾病的成年人，建议目标血压 < 130/80mmHg（Ⅰ，SBP：B-R SR；DBP：C-EO）。

⑤ T2DM 和高血压的成年人，血压 ≥ 130/80mmg 时应启动降压药物治疗，治疗目标应 < 130/80mmHg（Ⅰ，SBP：B-R SR；DBP：C-EO）。

⑥对于估算 10 年 ASCVD 风险 < 10%、SBP ≥ 140mmHg 或 DBP ≥ 90mmHg 的成年人，建议开始使用降压药物（Ⅰ，C-LD）。

⑦高血压患者如果没有增加 ASCVD 风险的其他标志物，目标血压应 < 130/80mmHg（Ⅱb，SBP：B-NR；DBP：C-EO）。

（5）使用烟草者的治疗

①每次健康检查时都应对所有成年人进行烟草使用评估，并将其烟草使用状况进行记录，作为帮助戒烟的指标（Ⅰ，A）。

②应该建议所有使用烟草的成年人戒烟（Ⅰ，A）。

③建议结合行为干预和药物治疗来最大程度地提高烟草使用者的戒烟率（Ⅰ，A）。

④建议烟草使用者戒烟以降低 ASCVD 风险（I，B-NR）。

⑤每个卫生保健系统中都应有经过培训的工作人员帮助戒烟、并进行烟草治疗（Ⅱa，B-R）。

⑥建议所有成年人和青少年避免暴露于二手烟，以降低 ASCVD 风险（Ⅲ：Harm，B-NR）。

（6）阿司匹林的使用

①有较高 ASCVD 风险，但出血风险不高的 40 ～ 70 岁人群，可考虑小剂量阿司匹林（每天口服 75 ～ 100mg）用于 ASCVD 的一级预防（Ⅱb，A）。

②年龄＞70 岁的成年人，小剂量阿司匹林（每天口服 75 ～ 100mg）不应常规用于 ASCVD 的一级预防（Ⅲ：Harm，B-R）。

③出血风险增加的成年人，无论多大年龄，小剂量阿司匹林（每天口服 75 ～ 100mg）都不应用于 ASCVD 的一级预防（Ⅲ：Harm，C-LD）。

（首都医科大学附属北京安贞医院　李艳芳）

二、冠心病及急性冠状动脉综合征研究进展

（一）2019 ACC AUGUSTUS 研究：
心房颤动合并冠心病的抗凝治疗

2019 年 3 月 17 日 ACC 会议发布了 AUGUSTUS 试验主要结果：心房颤动合并新近急性冠状动脉综合征（ACS）或接受经皮冠状动脉介入治疗（PCI）的患者，在 $P2Y_{12}$ 抑制剂基础上加用阿哌沙班的抗栓方案可降低出血发生率和住院率。

【研究目的】

心房颤动合并 ACS 患者的抗栓治疗向来是一个具有挑战性的临床问题。这些患者需要服用抗凝药物以预防卒中和血栓事件，但抗凝药物尚未被证实可以预防支架内血栓形成，并且通常不建议 ACS 患者使用。阿司匹林联合氯吡格雷或类似药物治疗［称为双重抗血小板治疗（DAPT）］已被证实可减少 ACS 患者的心脏病发作和支架内血栓形成，但不会降低与心房颤动相关的卒中事件。AUGUSTUS 试验旨在解答这个问题。

【研究方法】

这是一项国际、随机、双盲、对照试验，4614 名患者被随机分入阿哌沙班组（5mg 或 2.5mg，每日 2 次）或华法林组（开放标签），再分别给予阿司匹林或安慰剂治疗（双盲），旨在对比阿哌沙班与华法林联合 $P2Y_{12}$ 单抗与双抗血小板（DAPT）治疗的安全性。研究的主要终点是严重或非严重的临床相关的大出血（ISTH）或临床相关的非大出血事件，关键次要终点是全因死亡及全因住院治疗构成的复合终点，其他次要终点包括死亡、心肌梗死、卒中、支架血栓、紧急血运重建和住院治疗构成的复合

终点。

【研究结果】

该试验在美国、加拿大、墨西哥等 33 个国家招募了 4614 名患者，包括 1714 例（37.3%）接受 PCI 治疗的 ACS 患者，1097 例（23.9%）接受药物治疗的 ACS 患者，1784 例（38.8%）行择期 PCI 的患者，其中 92.6% 的患者使用了氯吡格雷作为 $P2Y_{12}$ 受体拮抗剂。在 6 个月随访周期内，阿哌沙班组主要终点事件发生率（10.5%）明显低于华法林组（14.7%），同时达到非劣效性和优效性终点（$P < 0.001$）。阿哌沙班组关键次要终点的发生率较低（$P = 0.002$），两组患者其他次要终点的发生率相当。在抗血小板治疗策略中，与安慰剂比较，阿司匹林组出血发生率明显增高（$P < 0.001$）。在四组患者中，阿哌沙班联合 $P2Y_{12}$ 受体拮抗剂双联治疗的出血风险最低（7.3%）。

【研究结论】

对于心房颤动合并新近 ACS 或 PCI 术患者，在 $P2Y_{12}$ 抑制剂基础上加用阿哌沙班的抗栓方案较加用维生素 K 拮抗剂、阿司匹林或加用两者的抗栓方案的出血发生率和住院率更低，同时缺血事件发生率无显著差异。

【研究讨论】

AUGUSTUS 研究是迄今为止心房颤动合并冠心病抗栓治疗领域最大规模的一项研究，结果显示，对于近期发生 ACS 或接受 PCI 治疗的心房颤动患者，阿哌沙班 +$P2Y_{12}$ 抑制剂的双联抗栓治疗方案实现了疗效和安全性的双赢。但该研究依然存在部分缺陷：首先，研究中未统一 $P2Y_{12}$ 受体拮抗剂种类，大部分患者选择了氯吡格雷，而替格瑞洛占比较低，无法反映真实临床情况；其次，研究随访周期较短，目前指南推荐的双联抗栓治疗应持续至术后一年，后续治疗仍需进一步的随访研究。

（山西省心血管病医院心内科　安　健　王　飞　郭彦青）

（二）2019 ACC MRUSMI 研究：STEMI 患者超声溶栓联合 PCI 优于直接 PCI 吗？

静脉溶栓治疗和急诊经皮冠状动脉介入治疗（PCI）改善了急性 ST 段抬高型心肌梗死（STEMI）患者的预后，尽管取得了这些进展，但仍存在两个主要的问题。首先，患者进行早期 PCI 受到患者因素和运输到适当医院的延迟阻碍；其次，即便完成早期血运重建，仍有至少 50% 的患者发生明显的微血管阻塞（MVO），而 MVO 导致心肌坏死面积增加，左心室重构不佳，影响患者远期预后。既往研究成果提示由诊断用超声发出的高机械指数（high MI）脉冲作用于血管内微泡造影剂（超声溶栓）后可以改善 STEMI 中的微循环血流。

【研究设计】

将首次发病的 100 名 STEMI 患者随机分为超声溶栓 +PCI 治疗组及仅行 PCI 治疗对照组。治疗组分别于 PCI 前及 PCI 后行超声溶栓治疗。另一部分 203 名在夜间及周末接诊的 STEMI 患者组成参考组。以 PCI 前造影显示血管是否再通、心电图 ST 段的变化、心脏磁共振成像（CMRI）测定的梗死面积（IS）及 6 个月后的左心室射血分数（LVEF）作为评价治疗是否有效的标准。

【研究结果】

治疗组和对照组的基线特征以及 D2B 时间无统计学差异，治疗组和对照组的 PCI 术前 ST 段回落（$\geq 50\%$）率分别为 32%、4%，PCI 时血管造影再通率分别为 48%、20%（$P < 0.001$）。治疗组的梗死面积显著减少［(29 ± 22)g vs(40 ± 20)g，$P = 0.026$］。

治疗前 LVEF 值组间差异无统计学意义［治疗组（44% $\pm 11\%$）vs 对照组（43% $\pm 10\%$），$P = 0.39$］，但治疗组术后的 LVEF 值明显升高［（47% $\pm 11\%$）vs（43% $\pm 10\%$），$P = 0.032$］，并且这种趋势持续保持到术后第 6 个月［（53% $\pm 10\%$）vs（47%

± 12%），$P = 0.015$]。在治疗组中，置入式除颤器（LVEF ≤ 30%）的需求减少（5% vs 18% PCI；$P = 0.045$）。

【研究结论】

超声溶栓联合 PCI 治疗可提高再通率，减少梗死面积，从而使 STEMI 后收缩功能得到持续改善。

（首都医科大学附属北京安贞医院

师树田　刘　飞　曹晓菁）

（三）2019 ACC ODYSSEY OUTCOMES 研究：
PCSK9 抑制剂 Alirocumab 对 ACS 患者的疗效

2019 年 3 月 18 日，ACC 大会上发布了 ODYSSEY OUTCOMES 试验研究结果。

与安慰剂相比，1 ～ 12 个月发生急性冠状动脉综合征（ACS）事件的患者每 2 周使用 1 次 PCSK9 抑制剂 Alirocumab，可显著减少缺血事件发生，包括全因死亡率和心肌梗死发生率。

【研究目的】

评估 Alirocumab 对近期发生 ACS 并已经接受强化或最大耐受他汀类药物治疗患者的安全性和有效性。

【研究方法】

发生 ACS 事件后 1 ～ 12 个月的患者在高强度他汀类药物治疗 2 ～ 16 周后随机分配至 Alirocumab 组（$n = 9462$，每 2 周皮下注射 1 次）或安慰剂组（$n = 9462$）。Alirocumab 使用剂量 75 ～ 150mg，使低密度脂蛋白胆固醇（LDL–C）保持在 25 ～ 50mg/dl，但 > 15mg/dl。纳入例数：18 924 例，中位随访时间为 2.8 年，44% 患者随访 3 年以上，入选患者年龄平均 58 岁，其中女性占到 25%。

【纳入标准】

年龄 ≥ 40 岁；1 ～ 12 个月发生 ACS；高强度他汀类药物治

疗：阿托伐他汀每日 40 ~ 80mg，或瑞舒伐他汀每日 20 ~ 40mg，或其他他汀类药物最大耐受剂量使用时间 ≥ 2 周；降脂未达标：LDL-C ≥ 70mg/dl（1.8mmol/L）或 Non-HDL-C ≥ 100mg/dl（2.6mmol/L）或载脂蛋白 B ≥ 80mg/dl，或先前有他汀不耐受患者进入本试验。

【排除标准】

未控制的高血压；纽约心脏病协会分级 Ⅲ ~ Ⅳ 级心力衰竭；心脏左心室射血分数 < 25%；出血性脑卒中病史；空腹三酰甘油 > 400mg/dl（4.52mmol/L）；使用非诺贝特或非诺贝酸以外的贝特类药物；在随机入组前 2 周内再次发生 ACS；随机化分组前 2 周内进行冠状动脉血运重建，或分组后计划行冠脉血运重建的患者；肝转氨酶 > 3 倍正常上限；乙型肝炎或丙型肝炎感染；肌酸激酶（CK） > 3 倍正常上限；估计肾小球滤过率 < 30ml/（min·1.73m^2）；妊娠试验阳性。

【研究结果】

（1）主要终点：主要不良心脏事件（MACE）Alirocumab 组为 9.5%，安慰剂组为 11.1%，（P = 0.0003）；冠心病（CHD）死亡率：两组之间无统计学差异（P = 0.38）；急性心肌梗死发生率：Alirocumab 组为 6.6%，安慰剂组为 7.6%（P = 0.006）；缺血性卒中发生率：Alirocumab 组为 1.2%，安慰剂组为 1.6%（P = 0.01）；不稳定型心绞痛发生率：Alirocumab 组为 0.4%，安慰剂组为 0.6%（P = 0.02）。Alirocumab 优于安慰剂组。

（2）次要终点：①死亡 / 心肌梗死 / 缺血性卒中：在两组发生率分别为 10.3% 和 11.9%（P = 0.0003）。②全因死亡率：Alirocumab 组为 3.5%，安慰剂组为 4.1%（P = 0.026）。③缺血性冠状动脉血运重建发生率：Alirocumab 组为 7.7%，安慰剂组为 8.8%（P = 0.009）。④肝酶 ALT 升高 > 3 倍：Alirocumab 组为 2.3%，安慰剂组为 2.4%。⑤CK 升高 > 10 倍：Alirocumab 组

为 0.5%，安慰剂组为 0.5%。⑥抗药物抗体两组比例为 42：6。⑦新发糖尿病发生率两组间分别为 9.6% 与 10.1%。⑧其余均无统计学差异。

【研究结论】

这项具有里程碑意义的试验结果表明，1 ～ 12 个月发生 ACS 事件的患者每 2 周使用 1 次 Alirocumab，可显著减少缺血事件，包括全因死亡率和心肌梗死发生率。

Alirocumab 的首次和非致命事件均较低。这些患者中有近 90% 接受了高剂量的强效他汀类药物治疗（阿托伐他汀或瑞舒伐他汀）。值得注意的是，该试验中的目标 LDL-C 为 25 ～ 50mg/dl，并且 LDL-C 保持在 15mg/dl 以上。早期观察到 LDL-C 减少 > 50%，在随访期间多少都有出现。这是首次显示 Lp（a）减少的治疗益处的试验，其获益独立于 LDL-C。这对于具有高基线 Lp（a）水平的患者特别有意义。这可能是 ACS 患者的新治疗靶点。

【讨论】

该试验与其他 PCSK9 抑制剂临床研究（FOURIER-evolocumab）相比，入选患者人群有所不同，本研究纳入的均为确诊动脉粥样硬化疾病的 ACS 高危人群。因此较 FOURIER 研究更加关注组间死亡率差异；与先前研究相比 Alirocumab 降低 LDL-C 的能力相似。其次，该试验进一步印证了 LDL-C "越低越好" 的理念，并且可能会再次引发关于治疗患者是根据脂质水平还是增加他汀类药物强度治疗的争论。有趣的是，CTT 荟萃分析显示，LDL-C 每降低 1mmol/L（38mg/dl），CHD 事件减少约 22%；与此相比，该试验中提到的益处似乎有所减弱。接下来，在该试验中，长期随访中 LDL-C 存在小幅上升趋势，可能是因非常低的 LDL 水平而减少了治疗剂量的研究设计所致，而非源于有中和抗体存在。而当年 SPIRE 实验是由于中和抗体的问题而不得不放弃使用 Bococizumab。最后，PCSK9 抑制剂是非常昂贵的药物；成本效益分析很重要，并表明 LDL-C ≥ 100mg/dl 的患者的成本效益比更为有利。

（山西省心血管病医院心内科　魏首栋　冷　婧　郭彦青）

（四）2019 ACC　CODIACS-QoL 研究：近期 ACS 患者常规筛查抑郁症并无益处

急性冠状动脉综合征（ACS）患者的抑郁发生率是普通人群的 3 倍，患病率为 15% ～ 20%。患有抑郁症的 ACS 幸存者医疗成本和治疗费用明显增加、生活质量降低、心肌梗死（MI）复发和全因死亡增加。美国心脏协会（AHA）建议常规对 ACS 后抑郁症进行筛查和评估。但是这一推荐并没有随机临床试验（RCT）证据的支持。正是基于这一背景，CODIACS-QoL 研究旨在评估抑郁症筛查对 ACS 患者生活质量变化的影响。

【研究设计】

CODIACS-QoL 是一项由研究者发起的、多中心、随机前瞻性 3 组对照研究，1500 例 ACS 患者随机分配至 3 组。组 1：进行抑郁症筛查，通知患者结果并进行治疗（$n = 499$）；组 2：进行抑郁症筛查，并通知患者结果；组 3：不进行抑郁症筛查。入选标准：年龄 > 21 岁，2 ～ 12 个月前患 ACS。排除标准：既往或目前明确患抑郁症，预期寿命短，严重的精神疾病，严重的身体疾病，痴呆，怀孕。入选患者平均年龄 66 岁，其中 28% 为女性，随访时间为 18 个月。组 1 中经过筛查 7.6% 患者患抑郁症，组 2 中有 6.6% 患抑郁症。

【研究结果】

主要终点：三组之间从基线到 18 个月的质量调整生命年的变化没有差异（$P = 0.91$）。次要终点：三组之间从基线到 18 个月的无抑郁天数变化无差异（$P = 0.63$），三组间 18 个月死亡率无差异（$P > 0.05$）。

【研究结论】

在近期 ACS 患者中，筛查抑郁症并无益处。与没有筛查相比，这种干预未能改善质量调整生命年或无抑郁天数。ACS 后是否需要常规进行抑郁症筛查仍需进一步研究。

（首都医科大学附属北京安贞医院　师树田

航空总医院　于　娟）

（五）2019 ACC ADVANCE 注册研究 1 年随访结果：FFRCT 结果能够影响患者的治疗决策以及临床结局

ADVANCE 研究是一项国际多中心注册研究，入选了 2015 年 7 月 15 日至 2017 年 10 月 20 日来自欧洲、北美和日本的 38 个中心共 5083 名冠状动脉 CT 血管成像（CCTA）显示冠状动脉存在 30%～90% 狭窄的患者，其中约 58% 的患者具有心绞痛症状。记录人群的基线特征，并进行 CT 冠状动脉血流储备分数（FFRCT）分析（HeartFlow 公司），根据 CCTA 和 FFRCT 的结果进行临床管理决策。研究主要终点包括 1 年的主要心血管事件（MACE）、死亡、心肌梗死（MI）和急性冠脉综合征（ACS）所致的紧急血运重建等。

2019ACC 会议上，来自杜克大学医学中心的 Patel 分项了 ADVANCE 研究一年随访结果。完成一年随访的共有 4288 例患者，其中 1208 例（38.40%）FFRCT ≤ 0.80 的患者和 89 例（5.60%）FFRCT > 0.80 的患者进行了血运重建治疗。随访期间总共 55 例患者发生 MACE 事件，其中 FFRCT ≤ 0.80 者 43 例，FFRCT > 0.80 者 12 例（$P = 0.06$）。以基线 FFRCT 值分组，MACE 事件发生率、全因死亡和心肌梗死的合并发生率均无显著差异。但是，心源性死亡或 MI 的发生率，FFRCT ≤ 0.80 组明显高于 FFRCT > 0.80 组（0.8% vs 0.2%，$P = 0.01$）。全因死亡或 MI 在 FFRCT ≤ 0.80 组为 38 例（1.20%），而 FFRCT > 0.80 组有 10 例患者（0.60%）

（ $P = 0.06$ ）。

该研究结果显示，与 FFRCT 阳性（FFRCT ≤ 0.80）的患者相比，侵入性冠状动脉造影（ICA）比例和血运重建率明显低于 FFRCT 阴性者（FFRCT > 0.80），MACE 事件发生率也具有降低的趋势，并且心血管死亡或 MI 发生率均显著降低。

（首都医科大学附属北京安贞医院　师树田　李庆祥

河北省廊坊市人民医院　张玲姬）

（六）2019 ACC COACT 研究：无 ST 段抬高型心肌梗死征象的心搏骤停患者延迟冠状动脉造影不影响生存率

院外心搏骤停（out-of-hospital cardiac arrest，OHCA）是欧美国家人群的主要死亡原因之一。尽管在心肺复苏和重症监护管理领域取得了进展，但这些患者的预后结局依然很差。导致心搏骤停最常见的原因是缺血性心脏病。尽管目前缺乏随机对照研究，即使未发现患者有 ST 段抬高的征象，欧洲和美国的指南仍推荐对 OHCA 患者行即刻冠状动脉造影。心搏骤停后冠状动脉造影（COACT）研究旨在检验在心搏骤停后成功复苏且没有 STEMI 的情况下，即刻行冠状动脉造影（必要情况下 PCI 术）的策略对总体生存率的影响是否优于延迟血管造影。

【研究设计】

COACT 研究是一项随机、非盲、多中心研究。研究入选了 552 名心电图未见 ST 段抬高征象的 OHCA 患者，按照 1∶1 的比例随机分为即刻冠状动脉造影组和延迟冠状动脉造影组。研究人群纳入标准为：年龄 > 18 岁，OHCA 后 ROSC 昏迷患者（格拉斯哥昏迷评分 < 8），以室速或心室颤动为初始停搏节律，包括接受 AED 治疗的病人。排除标准：在急诊时心电图为 STEMI 者，药物治疗无效的血流动力学不稳定，难治性室性心律失常，明显或疑似非冠状动脉疾病引起的骤停，疑似或确诊为急性颅内

出血或急性卒中。所有患者如有需要均行 PCI。主要终点事件是 90 天存活率。次要终点事件包括 90 天后具有良好的脑功能或轻度 – 中度残疾、心肌损伤、急性肾损伤、需要肾脏替代疗法、达目标温度的所需时间、儿茶酚胺支持时间、从 ICU 出院时的神经系统状况、休克迹象、需要电除颤或电复律的室性心动过速复发、机械通气持续时间以及 TIMI 大出血事件。

【研究结果】

自 2015 年 1 月至 2018 年 7 月，共有 538 例患者（97.5%）采集到了可供评估的数据：其中 273 例患者被分配到即刻血管造影组，265 例被分配到延迟血管造影组。患者的平均年龄为（65.3 ± 12.6）岁，其中男性占 79.0%。即刻冠状动脉造影组中 265 例患者（97.1%），延迟行冠状动脉造影组 172 例（64.9%）患者行血管造影。从随机分组到冠状动脉造影的中位数时间，即刻造影组为 0.8 小时，延迟造影组为 119.9 小时；即刻血管造影组多于入院后尽快行冠状动脉造影，延迟血管造影组患者多于出 ICU 后进行冠状动脉造影。急性血栓闭塞在即时血管造影组中占 3.4%，在延迟血管造影组中占 7.6%。即刻血管造影组行 PCI 的占 33.0%，延迟血管造影组占 24.2%；需行冠状动脉旁路移植术者分别为 6.2% 和 8.7%。采用即刻血管造影策略的患者更常使用血小板糖蛋白 II b/ III a 受体抑制剂治疗，而采用延迟策略的患者更可能使用水杨酸盐、$P2Y_{12}$ 抑制剂或两者联合应用。即刻血管造影组 13 例采用延迟策略治疗，延迟血管造影组 3 例采用立即策略治疗。延迟冠状动脉造影组共有 38 例患者在计划手术前进行紧急冠状动脉造影。每组均有 90% 以上的患者接受有针对性的温度管理和机械通气治疗。在接受该治疗的患者中，即刻血管造影组的到达靶温度中位数时间为 5.4 小时，延迟血管造影组为 4.7 小时。在 90 天时，即刻血管造影组 273 名患者中的 176 名（64.5%）和延迟血管造影组 265 名患者中的 178 名（67.2%）存活，两组之间的主要终点事件无显著差异（$P = 0.51$）。亚组分析结果表明，70 岁以上高龄者和具有冠心病史者进行即刻冠脉造影获益更多。

【研究结论】

对于未见 ST 段抬高型心肌梗死征象的心搏骤停患者，复苏后进行紧急冠状动脉造影介入治疗与延迟冠状动脉造影相比较并不能提高其 90 天生存率。与延迟冠状动脉造影组患者相比，即刻冠状动脉造影组患者较晚达到目标体温。两组患者心肌损伤无显著差异。

（首都医科大学附属北京安贞医院　师树田

航空总医院　于　娟）

（七）2019 ACC DEFINE-PCI 研究：尽管 PCI 术后造影结果良好仍存在较高的残余缺血率

研究表明，经皮冠状动脉介入治疗（PCI）术后第 1 年内发生复发性心绞痛比例高达 20% ～ 30%。同时，我们也从已经完成的冠状动脉血流储备分数（FFR）相关研究中得知，即使 PCI 术后血管造影表现很好，PCI 术后仍有 10% ～ 20% 存在血流储备不足，血流储备不足预示着临床结局差。瞬时无波形比率（Instantaneous Wave-free Ratio，iFR）能提供和 FFR 类似的冠状动脉内压力测量方法。iFR 不需要血管扩张剂诱导、操作简单。DEFINE-PCI 的研究目的是利用 iFR 评估 PCI 操作者认为获得了良好的血管造影结果的患者，在离开导管室后血流储备不足的发生频率。

【研究方法】

DEFINE-PCI 是一项国际多中心、前瞻性、观察性研究，其对 500 例经冠状动脉造影判定 PCI 成功的患者进行盲法 iFR 和 iFR 回撤。纳入标准是：稳定型或不稳定型的心绞痛，造影显示病变狭窄程度 > 40%，单支血管多处病变，多支血管病变，PCI

术前对所有造影显示病变狭窄程度＞ 40% 的病变进行了 iFR 测定。排除标准：STEMI 7 天以内的患者，心源性休克，室性心律失常，既往 CABG，CTO 病变，EF ＜ 30%，严重的瓣膜性心脏病，基线或者 PCI 后 TIMI 血流＜ 3 级，术前冠状动脉造影显示血管内血栓以及有操作并发症者。该研究的主要终点是：术者经血管造影判定 PCI 成功后残余缺血率，定义为 iFR ≤ 0.89。次要终点包括：iFR ≤ 0.89 与冠状动脉狭窄＞ 50% 的相关性，iFR 受损的原因（分为支架相关、病变远端狭窄或动脉粥样硬化弥漫），PCI 处理后的狭窄经 iFR 回撤检测认为 iFR 不重要的比例，病变30 天及 1 年内的心源性死亡、靶血管心肌梗死、缺血驱动的靶血管血运重建或复发性缺血（定义为有心电图动态改变的心绞痛、需要住院治疗、症状恶化或抗心绞痛治疗力度增加）。

【研究结果】

成功完成 PCI 后，平均 iFR 从基线时的 0.69 增加到 0.93（平均变化 0.24）。467 例成功完成 PCI 的患者（操作者判断残余直径狭窄＜ 50%），有 24% 的患者 iFR ≤ 0.89。在具有残余病灶的 93 个血管中，在置入支架的远端和近端的区段中均观察到"生理缺失"。血管造影结果与 PCI 后生理学检测无明显相关性。血管造影中残余直径狭窄≥ 50% 的患者中，近 30% 的患者 iFR ≤ 0.89。对于残余直径狭窄小于 50% 的患者，仍有超过21% 的患者 iFR ≤ 0.89（$P = 0.24$）。

【研究结论】

经血管造影判定 PCI 成功后残留缺血的发生率仍较高，iFR可作为有效评价手段。

（首都医科大学附属北京安贞医院　师树田

河北衡水市人民医院　宋俊迎）

三、抗凝及抗血小板治疗研究进展

（一）2019 ACC GLASSY 研究：PCI 术后替格瑞洛单药治疗不劣于标准 DAPT 方案

GLASSY 研究是 GLOBAL LEADERS 研究的子研究。GLOBAL LEADERS 研究是首个评估经皮冠状动脉介入治疗（PCI）后长期单用替格瑞洛抗血小板治疗的大规模随机临床试验。结果显示长期单用替格瑞洛抗血小板治疗相较标准 DAPT 方案 2 年主要终点事件发生率、BARC 大出血发生率均无显著差异。

【研究设计】

GLASSY 研究作为 GLOBAL LEADERS 研究的事件重新判定的子研究，其试验设计、观察终点均不同于 GLOBAL LEADERS 研究，其采用独立的临床终点委员会（CEC）进行事件判定。GLASSY 研究纳入了 GLOBAL LEADERS 研究入选例数最多的前 20 家医院患者共 7585 例，约占总样本量的 47.5%，分布在欧洲、亚洲、巴西、澳大利亚及加拿大的 20 个心脏介入中心，其中试验组 3794 例，对照组 3791 例。由于 GLOBAL LEADER 研究采用中心分层随机， GLASSY 研究确保了人群的随机性。在 GLOBAL LEADERS 研究结束前，GLASSY 研究锁定了 CEC 数据库，对随机治疗分配应用盲法。其主要有效性终点事件是入选后 2 年时由 CEC 认定的全因死亡、非致命性心肌梗死、非致死性脑卒中或紧急靶血管血运重建率（非劣性或优效性）；主要安全性终点事件则是由 CEC 认定的 BARC3 或 5 级出血事件（优效性）。

【研究结果】

2 年时主要有效性终点事件在试验组为 7.1%，对照组则为

8.4%（$RR = 0.85$，95% CI 0.72～0.99，P 非劣效性＜0.001），达到了非劣效性标准，但未达到优效性标准（$P = 0.0465$）。2 年时的死亡、心源性死亡、非致死性心肌梗死、脑卒中、支架内血栓形成在试验组均低于对照组，但差异均无统计学意义，而紧急靶血管血运重建率在试验组明显低于对照组（1.87% vs 2.72%，$P = 0.015$）。虽然 1 年内试验组替格瑞洛单药治疗与对照组常规 DAPT 相比较心肌梗死与支架内血栓形成的发生率无统计学差异，对心肌梗死（MI）、明确的支架内血栓形成（ST）的 1 年界标分析表明，替格瑞洛单药治疗与对照组阿司匹林单药治疗相比，支架内血栓形成的发生率明显下降（0.05% vs 0.38%，$P = 0.007$）；心肌梗死发生率具有下降趋势，但未达到统计学意义（0.69% vs 1.27%，$P = 0.062$）。两组 BARC 3 级或 5 级出血事件发生率均为 2.5%（$P = 0.99$）。

【研究结论】

PCI 术后置入新型药物洗脱支架（DES）的患者接受长期替格瑞洛单药治疗在 2 年时的全因死亡、非致死性心肌梗死、非致死性脑卒中等的发生率并不劣于常规 DAPT，而 2 年时的紧急靶血管重建率以及 1 年后的支架内血栓形成发生则明显减少，两组出血并发症无差异。

（首都医科大学附属北京安贞医院

师树田　蒋志丽　魏路佳）

（二）2019 ACC SMART-CHOICE 研究：PCI 术后短期 DAPT 后单用 P2Y$_{12}$ 受体抑制剂是否可行？

经皮冠状动脉介入治疗（PCI）术后以阿司匹林和 P2Y$_{12}$ 受体抑制剂为基础的双联抗血小板治疗（DAPT）是目前指南推荐的标准治疗方案。延长双联抗血小板时间出血风险增加，缩短 DAPT 治疗时间则血栓事件风险增加，如何平衡二者的关系，在不增加出血事件风险的基础上，降低患者的血栓事件风险？心血管病学家和介入医学专家付出了艰苦的努力。2019ACC 大会上，来自韩国的 Joo Yong Hahn 博士公布了 SMART-CHOICE 研究最新结果，比较了 PCI 患者 3 个月 DAPT 后联合 P2Y$_{12}$ 抑制剂单药治疗与 12 个月 DAPT 治疗的安全性与有效性。研究表明，在置入新一代药物洗脱支架（DES）的患者中，3 个月 DAPT 后 P2Y$_{12}$ 抑制剂单药治疗在降低缺血事件风险上不劣于 12 个月 DAPT，显著减少出血风险。为 PCI 患者提供了一种平衡缺血 - 出血风险的新型抗血小板治疗策略。

【研究设计】

SMART-CHOICE 研究是一项前瞻性、多中心、随机、开放标签、非劣效性研究。研究共纳入韩国 33 个研究中心 2993 例行 PCI 并置入新一代药物洗脱支架（DES）的患者。随机分为短期 DAPT 组：术后接受 3 个月 DAPT（阿司匹林 +P2Y$_{12}$ 抑制剂，可选择氯吡格雷、普拉格雷或替格瑞洛）后 P2Y$_{12}$ 抑制剂单药治疗组（$n = 1495$）；长期 DAPT 组：持续 12 个月 DAPT 组（$n = 1498$），随访 12 个月。 主要终点：主要不良心脑血管事件 MACCE（包括手术 12 个月内发生的全因死亡、心肌梗死和卒中的复合终点）的发生率。次要终点为包括主要终点的各个组成部分、心源性死亡、支架血栓形成、明确 / 可能的支架内血栓形成等。安全终点 BARC 2-5 型出血。

【研究结果】

短期 DAPT 组中 76.9%（$n = 1149$）的患者使用了氯吡格雷，23.1%（$n = 346$）的患者使用了普拉格雷或替格瑞洛；长期 DAPT 组中 77.6%（$n = 1163$）的患者使用了氯吡格雷，22.4%（$n = 335$）的患者使用了普拉格雷或替格瑞洛。

主要有效性终点事件：短期 DAPT 组发生率为 2.9%，长期 DAPT 组为 2.5%（P 非劣效性 = 0.007）；安全性终点：出血事件相对风险（BARC2 ～ 5 型出血）短期 DAPT 组明显低于长期

DAPT 组（2.0% vs 3.4%；$P = 0.02$）。

在 12 个月时，单药治疗组有 42 例患者发生主要终点事件，DAPT 治疗组有 36 例患者发生主要终点事件（2.9% vs 2.5%，$P = 0.007$）。单药治疗组的出血事件发生率低于 DAPT 治疗组（2.0% vs 3.4%，$P = 0.02$）；两组患者的净不良临床事件无显著差异（4.5% vs 5.6%，$P = 0.20$）。

【研究结论】

对于接受 PCI 治疗的患者，短期 DAPT 后 $P2Y_{12}$ 受体抑制剂单药治疗在 MACCE 方面不劣于 DAPT，但降低了出血风险。PCI 患者在短期 DAPT 后接受 $P2Y_{12}$ 抑制剂单药治疗可能为一种平衡缺血 - 出血风险的新型抗血小板治疗策略。

（首都医科大学附属北京安贞医院

师树田　王喜福　张慧敏）

（三）2019 ACC STOPDAPT-2 研究：新一代药物支架术后一个月单用氯吡格雷安全可行

STOPDAPT-2 试验同样是对新一代药物支架术后短期双联抗血小板治疗（DAPT）后单用 $P2Y_{12}$ 受体抑制剂有效性和安全性的探索。2019ACC 大会上，来自于日本京都大学医学院 Hirotoshi Watanabe 博士报道了 STOPDAPT-2 研究的最新结果，药物洗脱支架置入后 DAPT 1 个月改用氯吡格雷单药抗血小板治疗与标准 12 个月 DAPT（阿司匹林 + 氯吡格雷）相比，氯吡格雷单药治疗可降低出血事件，且未增加缺血事件。

【研究设计】

本研究是一项由研究者发起的前瞻性、多中心、开放标签、随机对照试验，纳入成功置入钴铬合金依维莫司洗脱支架（EES，Xience，雅培公司）后的患者，随机分为两组，短期 DAPT 组：1 个月的阿司匹林 +$P2Y_{12}$ 抑制剂双抗治疗，随后氯吡格雷单药治疗至12个月；长期DAPT组：标准的12个月DAPT治疗。主要终点为12个月时的复合终点，报道了心血管死亡、心肌梗死、卒中、明确的支架内血栓形成（ST），以及TIMI大/小出血。随访时间为1年。

【研究结果】

在2015年12月至2017年12月期间，于日本90个医疗中心招募了3045例患者，排除36名撤回同意的患者后，研究人群包括3009名患者，平均年龄为68.6岁，78%的患者为男性，试验组1500例，标准方案组1509例。超过97% PCI接受了IVUS或OCT指导。主要终点发生率在短期DAPT组为2.4%，明显低于长期DAPT组，为3.7%（$P = 0.04$）。次要终点：TIMI主大/小出血发生率为0.04% vs 1.5%（$P = 0.004$）。

短期DAPT治疗主要继发性缺血终点（心血管死亡，心肌梗死，明确支架内血栓形成或脑卒中的复合终点；2.0% vs 2.5%；P非劣效性 = 0.005）方面不劣于长期DAPT治疗。

【研究结论】

CoCr-EES置入后采用1个月DAPT治疗后继续氯吡格雷单药治疗，与标准DAPT方案相比，缺血和出血事件发生率均具有临床获益，总体出血事件发生率减少，而缺血事件发生率并没有显著增加。

（首都医科大学附属北京安贞医院

师树田　叶　明　祖晓麟）

（四）2019 ACC 替格瑞洛逆转药物研究

2019 ACC和新近出版的《新英格兰医学杂志》公布了替格瑞洛（倍林达）逆转剂的第一阶段数据后，Phasebio重振雄风。已公布的64名患者的研究数据显示，该药物能迅速逆转倍林达的抗血小板作用，而且不会产生严重的副作用。

Phasebio 在 2017 年从阿斯利康获得了倍林达逆转剂的研发许可，逆转剂 PB2452 是一种抗体片段，通过结合药物及其活性代谢物来对抗倍林达的作用。它将用于服用倍林达后需要紧急手术或正在经历严重出血、需要迅速逆转凝血功能的患者。这项研究的负责人是哈佛医学院的 Deepak Bhatt 教授。

试验的第一阶段入选了 64 名健康志愿者，其中 48 名接受 PB2452 治疗，16 名接受安慰剂治疗。PB2452 分为 10 个剂量组，3 组接受低剂量的 PB2452 或安慰剂治疗，其余 7 组组接受高剂量的倍林达治疗 48 小时，随后测试了注射 1g、3g 和 9g 剂量的 PB2452 后 30 分钟的结果，以及 18g 固定剂量的"各种注射方案"。

根据这项研究，PB2452 需要 5 分钟来逆转 Brilinta 的作用，逆转持续了 20 多个小时。而且停药后血小板活性没有出现反弹。

Phasebio 首席医疗官医学博士 John Lee 在一份声明中说：第一阶段试验的临床结果激发了进一步的研究热情。该试验已证明 PB2452 能够立即而且持续逆转倍林达的抗血小板活性。此外，在健康志愿者中，PB2452 表现出非常好的安全性。今年上半年已启动 PB2452 的 2A 阶段试验，会继续评估 PB2452 的临床效果。

（首都医科大学附属北京安贞医院　李艳芳

解放军 306 医院　曾　源）

（五）2019 ACC 替格瑞洛治疗 ST 段
抬高型心肌梗死药物溶栓治疗

【研究目的】

在 ST 段抬高型心肌梗死（STEMI）患者中评价替格瑞洛与氯吡格雷的有效性和安全性。

【研究设计】

入选了 3799 例年龄 < 75 岁的 STEMI 行溶栓治疗的患者，溶栓后平均 11 小时随机分为替格瑞洛治疗组（$n = 1913$）和氯吡

格雷治疗组（$n = 1886$）。随访时间 30 天，患者平均年龄 58 岁，其中女性占 23%，糖尿病占 17%。排除标准：①有氯吡格雷禁忌证；②使用了口服抗凝剂；③存在心动过缓风险增加因素；④同时使用强细胞色素 P–450 3A4 抑制剂或诱导剂进行治疗。

【研究结果】

1. 主要结果　TIMI 大出血在替格瑞洛组为 0.73%，氯吡格雷组为 0.69%（P 非劣效性 < 0.001）。

2. 次要结果　致命性出血：替格瑞洛组为 0.16%，氯吡格雷组为 0.11%（$P = 0.67$）；颅内出血：替格瑞洛组为 0.42%，氯吡格雷组为 0.37%（$P = 0.82$），主要心血管不良事件：替格瑞洛组为 4.0%，氯吡格雷组为 4.3%（$P = 0.57$），12 个月时心血管死亡率、心肌梗死、脑卒中 / 短暂性缺血发作、复发性缺血或其他动脉血栓事件：替格瑞洛组为 8.0%，氯吡格雷组为 9.1%（$P = 0.25$）。

【研究结论】

75 岁以下溶栓治疗的 STEMI 患者中，延迟给予替格瑞洛与氯吡格雷相比，有效性无统计学显著性差异。安全性方面与氯吡格雷相比，替格瑞洛组没有增加出血、致命性出血或颅内出血。替格瑞洛是此类患者的安全治疗选择。

（首都医科大学附属北京安贞医院　李艳芳

解放军 301 医院南楼　胡亦新）

四、心力衰竭研究进展

（一）2019 ACC DECLARE-TIMI 58 研究：
SGLT2 抑制剂达格列净可减少 2 型糖尿病患者
心力衰竭住院风险及死亡率

2019 年 3 月 19 日，ACC 大会发布了 DECLARE-TIMI 58 研究，结果表明 SGLT2 抑制剂达格列净能够显著减少 2 型糖尿病患者的心力衰竭住院风险以及心血管死亡和全因死亡事件。

【研究背景】

2 型糖尿病是心力衰竭的危险因素，会增加相关疾病的发病率和死亡率。随着糖尿病病程延长，心力衰竭所带来的疾病负担日益增加，2 型糖尿病患者的心力衰竭风险日益受到研究者的关注。众所周知，SGLT2 抑制剂达格列净可显著改善 2 型糖尿病患者的血糖水平，而糖尿病和心力衰竭往往互相影响，存在共同的病理生理机制。DECLARE-TIMI 58 试验评估了 SGLT2 抑制剂达格列净对 2 型糖尿病患者心力衰竭及死亡率的影响。

【研究方法】

在 DECLARE-TIMI 58 试验中，共纳入 17 160 例患者，收集所有患者基线心力衰竭状态和 EF 资料，EF < 45% 定义为射血分数降低，结局是心血管死亡、心力衰竭以及全因死亡率。

【研究结果】

17 160 例患者中，671 例（3.9%）为射血分数下降的心力衰竭（HFrEF），1316 例（7.7%）为射血分数保留的心力衰竭（HFpEF），15 173 例（88.4%）无心力衰竭（HF）病史。HFrEF 患者（$HR = 0.62$，95% CI: $0.45 \sim 0.86$）使用达格列净较 HFpEF 患者（$HR = 0.88$，

95% CI：0.76 ~ 1.02）更能显著降低心血管死亡、心力衰竭事件（P = 0.046）。达格列净对于 HFrEF 组患者（HR = 0.88，95% CI：0.66 ~ 1.17）和无 HF 患者（HR = 0.88，95% CI：0.74 ~ 1.03）治疗效果相似。而对于 HFrEF 患者（HR = 0.64，95% CI：0.43 ~ 0.95）和 HFpEF（HR = 0.76，95% CI：0.62 ~ 0.92）患者中，达格列净均可降低心力衰竭事件。达格列净可降低 HFrEF 患者（HR = 0.55，95% CI：0.34 ~ 0.90）心血管死亡事件，但在 HFpEF 患者（HR = 1.08，95% CI：0.89 ~ 1.31）未发现类似结果（P = 0.012）。同样，达格列净降低了 HFrEF 患者（HR = 0.59 95% CI：0.40 ~ 0.88）全因死亡率，但 HFpEF 患者（HR = 0.97，95% CI：0.86 ~ 1.10）全因死亡率并未下降（P = 0.016）。

【研究结论】

本研究首次以 EF 分层评价了 SGLT2 抑制剂达格列净对 2 型糖尿病患者心血管事件的影响，研究发现达格列净可降低各种类型心力衰竭患者的心力衰竭事件，也可降低 HFrEF 患者的心血管死亡和全因死亡率。

（山西省心血管病医院心内科　郭彦青　李　俐）

（二）2019 ACC Hopeful Failure 研究：对心力衰竭合并抑郁症的患者进行协同治疗可提高其生活质量

2019 年 ACC 会议公布了 Hopeful Failure 试验，结果表明：对心力衰竭合并抑郁症患者进行协同治疗可显著改善其健康相关生活质量及情绪。

【研究目的】

评估协同治疗与常规治疗对心力衰竭合并抑郁症患者生活质量及情绪的影响。

【研究方法】

该试验共纳入 750 例经抑郁筛查呈阳性的心力衰竭住院患

者。将患者随机分为协同治疗组（心力衰竭与抑郁协同治疗，
$n = 250$）、增强治疗组（仅对心力衰竭进行治疗，$n = 250$）、常
规治疗组（常规治疗心力衰竭和抑郁症，$n = 125$），抑郁症阴性
者为对照组（$n = 125$）。随访时间 12 个月；平均年龄 64 岁；女
性患者比例为 33%；糖尿病患者比例为 52%。抑郁症阳性筛查
比例为 46%。协同治疗组由精神病学家、心脏病学家、内科医生
和护士组成，强化治疗组则由心脏病学家、内科医生和护士组成。

【纳入标准】

左心室射血分数 ≤ 45%；临床情况稳定；签署抑郁症普查
知情同意书；无药物滥用或痴呆；出院回家。

【研究结果】

1. 主要终点　与常规治疗组相比，协同治疗组患者在 12 个
月时健康相关生活质量有显著改善（$P = 0.002$）。

2. 次要终点　与常规治疗组相比，协同治疗组患者在 12 个
月时情绪症状有所改善（$P < 0.0001$）。各组之间再入院情况无
显著统计学差异（$P = 0.49$）；各组之间死亡率无显著统计学差异
（$P = 0.79$）。

【研究结论】

对于合并抑郁症的心力衰竭住院患者，协同治疗方法比常规
治疗更能改善患者健康相关生活质量。协同治疗组由精神病学家、
心脏病学家、内科医生和护士组成。抑郁症在因心力衰竭住院的
患者中很常见，协同治疗也可明显改善患者情绪相关症状。常规
治疗组与协同治疗组患者在 12 个月内的再入院率和死亡率无显
著差异。

（山西省心血管病医院心内科　郭彦青　李　俐）

（三）2019 ACC– COAPT 研究：MitraClip 治疗心力衰竭合并继发性二尖瓣反流安全、有效

2019 年 3 月 17 日，ACC 大会上发布了 COAPT 研究结果经导管二尖瓣钳夹术（MitraClip）联合标准心力衰竭药物治疗策略不仅降低了患者的全因死亡率和心力衰竭再入院率，同时也改善了患者的活动耐量和生活质量，证实了 MitraClip 用于治疗继发于左心衰竭的二尖瓣严重反流的安全性和有效性。

【研究背景】

心力衰竭(HF)合并症状性二尖瓣反流(SMR)患者预后不良，其发病率和死亡率与二尖瓣反流的严重程度直接相关。在这类人群中，用外科手术纠正孤立性 SMR 的方法还未成熟，药物治疗仍然是大多数患者的首选方法。

【研究目的】

评估 MitraClip 治疗继发于左心衰竭的二尖瓣严重反流患者的安全性和有效性。

【研究方法】

COAPT 试验是一项前瞻性、随机、平行对照、开放标签的多中心研究。共纳入 614 例心衰合并 3+ 和 4+ 的继发性二尖瓣反流患者（不适合进行 MV 手术），并随机分为标准心力衰竭药物治疗组（GDMT, $n = 312$ 例）和 MitraClip+GDMT 组（$n = 302$ 例）。患者按照 1 ：1 随机接受标准心力衰竭药物治疗或者在优化药物治疗的基础上联合使用二尖瓣钳夹术，共随访 24 个月。主要疗效终点是 24 个月内心力衰竭复发住院治疗，以证明针对二尖瓣环进行治疗的优越性。主要安全终点是 12 个月时发生与器械相关的并发症。

【研究结果】

术后 30 天随访即发现 MitraClip+GDMT 组患者二尖瓣反

流的程度较单纯 GDMT 组显著改善（MR3 ~ 4 级比例 7.4% vs 65.8%，$P < 0.001$），而且 MitraClip+GDMT 组患者心功能显著改善（NYHAv Ⅰ级 + Ⅱ级比例 76.3% vs 47.7%，$P < 0.001$），并一直保持至 2 年随访结束。2 年随访结果显示：MitraClip+GDMT 组共有 92 名患者 160 人次因心力衰竭再入院，单纯 GDMT 组则有 151 患者 283 人次再入院。MitraClip+GDMT 组显著优于单纯 GDMT 组（$P < 0.001$）。安全性方面，MitraClip+GDMT 组 12 个月无器械并发症患者比例达到 96.6%，显著优于预期的 88% 的安全性标准。在进一步分析中发现，MitraClip+GDMT 治疗策略不仅降低了患者的全因死亡率和心衰再入院次数，同时也改善了患者的活动耐量和生活质量。

【研究结论】

COAPT 研究首次证实了 MitraClip 用于治疗继发于左心功能衰竭的二尖瓣严重反流的安全性和有效性，同时 MitraClip 也成为首个被证实可以改善继发于左心衰竭的二尖瓣严重反流患者预后的治疗措施。

（山西省心血管病医院心内科

耿建慧　王志鑫　郭彦青）

（四）2019 ACC PIONEER-HF 研究：评价因急性失代偿性心力衰竭住院的患者稳定期开始沙库巴曲缬沙坦治疗是否安全有效

2019 年 ACC 会议发布了 PIONEER-HF 试验结果：在因急性失代偿性心力衰竭住院的血流动力学稳定的 HFrEF 患者中，与依那普利治疗相比，沙库巴曲缬沙坦可更大程度降低 NT-proBNP 水平。

【研究背景】

每年美国有超过 100 万患者因急性失代偿性心力衰竭住院，沙库巴曲缬沙坦对于稳定期的心力衰竭患者是否安全有效，目前尚不清楚。

【研究方法】

PIONEER-HF 是一项为期 12 周的前瞻性、多中心、双盲、随机对照试验，该试验在美国 129 个中心共纳入 881 例患者。入选标准：年龄 ≥ 18 岁；因急性失代偿性心力衰竭住院（有体液潴留症状及体征）；过去 6 个月左室射血分数（LVEF）≤ 40%；N 末端 B 型利钠肽原（NT-proBNP）≥ 1600 pg/ml 或 B 型利钠肽（BNP）≥ 400 pg/ml；仍在住院期间且病情稳定。将患者以 1 : 1 比例随机分组，其中一组患者在住院期间口服沙库巴曲缬沙坦治疗并逐渐滴定至 200mg 每日 2 次，另一组患者口服依那普利治疗并滴定至 10mg 每日 2 次，为期 8 周。所有患者在最后 4 周接受开放标签的沙库巴曲缬沙坦治疗。

研究主要终点是治疗 4 周、8 周后各组患者 NT-proBNP 水平的变化情况。次要和探索性终点包括血清和尿液生物标志物水平以及临床结局［死亡、心力衰竭住院（住院时间 > 24 小时）、需置入左心室辅助装置（LVAD）或列入等待心脏移植名单的复合事件］。安全性终点包括肾功能恶化、症状性低血压、高钾血症和血管性水肿的发生率。

【研究结果】

研究共入选 881 例患者，平均年龄 61 岁。34.6% 为既往无心力衰竭病史的新诊断患者，52.1% 的患者入院时未接受 ACEI/ARB 治疗。治疗 8 周时，沙库巴曲缬沙坦治疗组患者的平均 NT-proBNP 水平自基线下降 47%，而依那普利治疗组下降 25%。这意味着，与依那普利治疗组相比，沙库巴曲缬沙坦治疗组的 NT-proBNP 水平显著下降 29%（$P < 0.0001$）。早在起始治疗 1 周时，即观察到沙库巴曲缬沙坦治疗组患者的 NT-proBNP 水平明显下降。与依那普利治疗相比，沙库巴曲缬沙坦治疗 8 周可使严重复合临床终点即死亡、心力衰竭住院（住院时间 > 24 小时）、需置入左心室辅助装置（LVAD）或列入等待心脏移植名单的复合事件风险显著降低 46%［41 例（9.3%）vs 74 例（16.8%）；$P = 0.001$］。这种获益是由死亡和再住院事件减少所驱动的。在 8 周内，每治疗 13 例患者就可以预防 1 例患者发生上述终点事件（NNT = 13）。

对既往有无心力衰竭病史以及既往是否使用 ACEI 或 ARB 的患者进行亚组分析发现，与依那普利治疗相比，沙库巴曲缬沙坦无论在 NT-proBNP 变化方面，还是在复合终点方面均能为患者带来更多获益。沙库巴曲缬沙坦治疗组和依那普利治疗组的严重不良事件发生率相似。近 60% 使用沙库巴曲缬沙坦治疗的患者能够在 6 周内滴定至最高剂量 200mg，每日 2 次。

【研究结论】

在因急性失代偿性心力衰竭住院的血流动力学稳定的 HFrEF 患者中，与依那普利治疗相比，沙库巴曲缬沙坦可更大程度降低 NT-proBNP 水平。两组在肾功能恶化、高钾血症、症状性低血压以及血管性水肿发生率方面无明显差异。

【讨论】

在 PIONEER-HF 试验为期 4 周的延伸试验中，探索性分析沙库巴曲缬沙坦是否应从住院期间患者病情稳定开始还是在门诊随访开始。8 ～ 12 周，由初始依那普利转为沙库巴曲缬沙坦治疗可降低 36% 的 NT-proBNP 水平。而住院期间采用沙库巴曲缬沙坦治疗的患者，8 ～ 12 周，NT-proBNP 仍能继续降低 18.5%。12 周时，两组患者 NT-proBNP 水平基本相似。PIONEER-HF 研究结果表明，一旦确诊为急性心力衰竭发作，患者血流动力学稳定后，应及时给予沙库巴曲缬沙坦治疗，以减少神经激素激活，减少心肌肌钙蛋白释放，降低出院后心力衰竭住院风险。

（山西省心血管病医院心内科

王　飞　杨　鹏　郭彦青）

（五）2019 ACC PIONEER-HF 研究：急性心力衰竭患者病情稳定后院内起始使用沙库巴曲缬沙坦能够带来更多获益

2019 年 3 月 16 日，ACC 大会上发布了 PIONEER-HF 扩展研究结果，沙库巴曲缬沙坦有益于急性心力衰竭，支持在在稳定的急性失代偿性心力衰竭患者中开始使用沙库巴曲缬沙坦。

【研究背景】

沙库巴曲缬沙坦（Sacubitril/Valsartan）是首个血管紧张素受体与脑啡肽酶双重抑制剂（ARNI）。PARADIGM-HF 试验是沙库巴曲缬沙坦的关键性研究，证实了该药在慢性稳定型心力衰竭患者中的疗效，但该试验排除了急性失代偿性心力衰竭患者，因此临床迫切需要证实该药在这一人群中的疗效和安全性。

【研究方法】

PIONEER-HF 试验是一项多中心、双盲、随机对照试验。共纳入 881 例患者急性失代偿性心力衰竭住院患者。纳入标准：射血分数 ≤ 40%；NT-proBNP ≥ 1600 pg/ml 或 BNP ≥ 400 pg/ml；血流动力学稳定。患者被 1 : 1 随机分配到沙库巴曲缬沙坦组（目标剂量 sacubitril 97mg/valsartan 103mg 每日 2 次）或依那普利组（目标剂量 10mg 每日 2 次），治疗 8 周。

【研究结果】

在 8 ~ 12 周，依那普利组 NT-proBNP 变化为 –35.8%（95% CI：–40.7 ~ –30.6），沙库巴曲缬沙坦组为 –18.5%（95% CI：–24.7 ~ –11.8），差异具有统计学意义（$P < 0.001$）。与依那普利组相比，沙库巴曲缬沙坦组患者死亡率、心力衰竭住院率或左心室辅助装置置入率仍然较低（$HR = 0.67$；95% CI：0.49 ~ 0.94）。两组的其他安全性参数均较低。

【研究结论】

无论何时启动沙库巴曲缬沙坦治疗，NT-proBNP 水平均可显著降低，但对于稳定的急性失代偿性心力衰竭患者在院内早期开始使用该药物疗效更佳。

（山西省心血管病医院心内科　王志鑫　郭彦青）

（六）2019 ACC MOMENTUM 3 最终研究结果：
HeartMate 3 相比于 HeartMate Ⅱ具有显著的临床优势

2019ACC 大会上，来自布里格姆女子医院心脏和血管中心的 Mandeep R 博士带来了左心室辅助装置（LVAD）试验，MOMENTUM 3 研究的最终研究报道。这项针对 1000 多名严重心力衰竭患者的研究不仅证实新一代 LVAD 设备 HeartMate 3 显著降低了因泵故障而再次手术的需求，而且发现与 HeartMate Ⅱ相比，减少了出血和卒中的风险。

【研究背景】

左心室辅助装置越来越多地用于晚期心力衰竭患者，以往的左心室辅助装置存在较多的并发症，如较高的血栓风险，设备耐久性差，需再次更换或取出装置，限制了其长期使用。HeartMate 3 是一种全磁悬浮离心泵式左心室辅助装置，包括几种旨在降低并发症风险的技术调整，只能用磁力推动血液流动。它的设计是为了减少剪切力和血细胞穿过机械泵时的损坏。MOMENTUM 3 研究旨在评估 HeartMate 3 在难治性心力衰竭患者中长期使用有效性和安全性。之前报道了 MOMENTUM 3（294 和 366 例）的较小试验队列中预先规定的 6 个月和 2 年中期结果分析显示，泵血栓的发生率较低。2 年的中期分析还表明使用离心泵可以降低非致残性卒中的发生率。此次 ACC 大会带来的是完整试验人群中疗效和安全终点的最终报道。

【研究方法】

该研究是一项非忙随机对照试验，在美国 69 个中心，纳入需要初次起搏器置入术的患者作为研究对象，1 ∶ 1 随机分入

HeartMate 3 组和 HeartMate Ⅱ组。主要排除标准包括：计划应用双心室循环支持，非可逆性器官衰竭或活动性感染。研究主要终点为：2 年无事件生存，主要事件为致残性脑卒中、再次手术更换或移除装置。由于装置故障而接受紧急心脏移植的患者被认为在主要终点方面治疗失败，而因其他原因接受选择性移植的患者被认为已经取得了治疗成功。

【研究结果】

共有 1028 名患者随机接受离心泵或轴流泵治疗，其中离心流泵组 516 名，轴流泵组 512 名。主要终点：离心泵组有 397 名患者（76.9%）没有发生致残性卒中或二次手术，轴流泵组为 332 名患者（64.8%，$P < 0.01$）。轴流泵组中接受再次泵更换为 57 名，而离心泵组仅 12 名（$P < 0.001$）。离心泵组患者卒中风险降低了 58%，大出血风险及胃肠道出血风险降低了 36%。两组患者在感染率和右心衰竭率方面无差异。

【研究结论】

在 2 年随访期内，对于晚期心力衰竭患者，离心泵左室辅助装置 HeartMate 3 临床应用优于轴流式左室辅助装置 HeartMate Ⅱ。HeartMate 3 更少需要泵更换，在没有发生致残性卒中、二次手术或消除故障方面更具优越性。

（首都医科大学附属北京安贞医院

师树田　武文峰　贺晓楠）

五、调脂治疗研究进展

（一）2019 ACC CLEAR Wisdow 研究：最大耐受剂量他汀加用 Bempedoic Acid 在高心血管风险的高胆固醇血症患者中的有效性和安全性

2019 年 3 月 18 日，ACC 大会上发布了 CLEAR Wisdom 试验研究结果，提示 Bempedoic Acid 可将 LDL 胆固醇降低 15.1%，同时降低总胆固醇、载脂蛋白 B、非 HDL 胆固醇和 C 反应蛋白水平，在高危患者中使用 Bempedoic Acid 可在一定程度上降低 LDL 胆固醇。

【研究目的】

评估最大耐受剂量他汀基础上加用 Bempedoic Acid 在高心血管风险的高胆固醇血症患者中的有效性和安全性。

【研究方法】

CLEAR Wisdom 研究人员将 779 名心血管事件高风险患者随机分组 2 ∶ 1 至 Bempedoic acid 180mg 或安慰剂组。所有患者均接受最大耐受剂量他汀类药物治疗，其中 53.3% 接受高强度治疗，如瑞舒伐他汀 40mg 或阿托伐他汀 80mg。其中 1/3 患者服用中等强度他汀类药物，其余患者服用低强度药物或不服用他汀类药物。该试验中近 95% 的患者患有动脉粥样硬化性心血管疾病，84% 患有高血压，1/3 患有糖尿病。

【研究结果】

在第 12 周，接受 Bempedoic 治疗的患者 LDL 胆固醇降低 15.1%，而接受安慰剂治疗的患者降低 2.4%，治疗组间安慰剂校正差异为 17.4%（$P < 0.001$）。与基线相比，LDL 胆固醇水平由 122.8mg/dl 降至 97.6mg/dl，持续时间为 1 年左右。采用中等和

高强度他汀类药物治疗的患者 LDL 胆固醇水平与基线相比分别降低 14.9% 和 14.4%，而未接受他汀类药物治疗的患者 LDL 胆固醇较基线水平降低 24.6%。

【研究结论】

研究表明 Bempedoic acid 为 ASCVD 患者及高危人群，尤其是他汀类不耐受患者，提供了一种新型的、互补且廉价的口服药物选择。CLEAR Wisdom 研究最终结果预计在 2022 年正式发布。

（山西省心血管病医院心内科 魏首栋 冷 婧 郭彦青）

（二）2019 ACC REDUCE-IT 亚组分析：

Icosapent Ethyl 减少总体和再发心血管事件风险

在接受包括他汀类药物在内二级或一级预防治疗的患者中，心血管事件的发生率仍然很高。三酰甘油水平升高是缺血事件风险增加的独立危险因素，前期临床研究中，降低三酰甘油水平的药物，如烟酸和贝特类药物，均没有降低心血管事件的发生率。2019ACC REDUCE-IT 亚组分析结果发布，该研究结果表明大剂量 Icosapent Ethyl（一种高纯度的二十碳五烯酸乙酯，EPA）在高三酰甘油血症的患者中可减少总缺血事件和再发心血管事件风险。

【研究设计】

该项研究是一项 3b 期随机双盲、安慰剂对照试验，旨在验证分析 Icosapent Ethyl（每日 4 g）对三酰甘油水平升高患者的心血管首次及再发缺血事件风险的影响。

REDUCE-IT 研究从 2011 年 11 月至 2016 年 8 月，11 个国家的 473 个临床试验中心共招募了 8179 名患者，以双盲方式被随机分为 Icosapent Ethyl 组（每次 2g，每日 2 次）和安慰剂组。如果患者年龄在 45 岁以上并且患有心血管疾病或者年龄在 50 岁以上患有糖尿病且至少有一个其他风险因素，即可入组。符合条件的患者的空腹三酰甘油水平为 150～499mg/dl（1.69～5.63mmol/L），低密度脂蛋白（LDL）胆固醇水平为 41～100mg/dl（1.06～2.59mmol/L），并且接受稳定剂量的他汀类药物至少 4 周，由于三酰甘油水平的个体变异性，初始方案允许三酰甘油水平低于目标下限 10%，如果三酰甘油水平 ≥ 135mg/dl（1.52mmol/L），则允许患者入选。

该研究的临床终点事件设置为复合终点事件（心血管死亡、非致死性心肌梗死、非致死性卒中、冠状动脉血运重建或不稳定型心绞痛）和关键的次要终点事件（心血管死亡、非致死性心肌梗死，或非致命性卒中）。

【研究结果】

共招募了 8179 名患者（70.7% 用于心血管事件的二级预防），随访时间中位数为 4.9 年。在 Icosapent Ethyl 组中，17.2% 的患者发生主要终点事件，而安慰剂组患者为 22.0%（P < 0.001）；关键次要终点的相应率分别为 11.2% 和 14.8%（P < 0.001）。根据预先确定的等级方案评估的额外缺血终点的比率在 Icosapent Ethyl 组中显著低于安慰剂组，包括心血管死亡率（4.3% vs 5.2%；风险比，P = 0.03）。Icosapent Ethyl 组中比安慰剂组患者住院治疗心房颤动或心房扑动的比例更高（3.1% vs 2.1%，P = 0.004）。虽然两组均无致命性出血事件发生，但 Icosapent Ethyl 组患者表现出略高的出血风险（2.7% vs 2.1%，P = 0.06）。

【研究结论】

在接受他汀类药物治疗高三酰甘油血症或和心血管疾病或糖尿病患者中，加用每日 2 次，每次 2g 的 Icosapent Ethyl 可明显降低主要终点及其亚组事件及关键的次要终点事件发生率。

（首都医科大学附属北京安贞医院　师树田

航空总医院　于　娟）

六、高血压研究进展

（一）2019 ACC 中度饮酒与 1、2 期高血压风险相关

来自北卡罗莱纳州温斯顿塞勒姆威克森林医学院的 mer I.Aladin 博士在 2019 年 ACC 发表的一项研究结果表明，与不饮酒者相比，酗酒者更容易患高血压。

根据 2017 年 ACC/AHA 高血压指南标准，在全美国成人的研究样本中发现，与戒酒者相比，每周喝 7～13 杯酒的男性和女性（中度饮酒者）患 1 级高血压的可能性增加 1.5 倍，患 2 级高血压的可能性增加 2 倍。与戒酒者相比，重度饮酒者（每周 14 杯或更多）患 1 期或 2 期高血压的风险相似。而既往的研究认为，中度饮酒是有益的。

加拿大多伦多大学成瘾与心理健康中心（CAMH）科学家、助理教授 Michael Roerecke 博士指出：对饮酒和血压升高的筛查不应该定期进行，而应该经常去做。酗酒者应该和他们的临床医生谈谈饮酒的风险，减少饮酒。

尽管在本研究中，轻度饮酒（每周 1～6 杯）与血压升高无关，但根据美国的标准，女性 2 小时内饮酒 4 杯或以上，男性饮酒 5 杯或以上都会增加患高血压的风险。

乙醇（酒精）对身体和精神会产生多种影响。酒精是人类已知的致癌物，含有肝毒素和神经毒素。安全饮用可以降低心肌梗死或 2 型糖尿病的风险，但任何数量的饮酒都会增加患其他疾病的风险，目前的研究支持这样的观点："减少饮酒会更好地避免患多种疾病的风险。"

中度饮酒有害还是有益？饮酒量多少与高血压患病率有关，

以及新指南定义的饮酒与高血压的关系如何？目前尚不清楚。

Roerecke博士的研究小组根据先前的高血压指南［高血压定义为收缩压≥140和（或）舒张压≥90mmHg］总结了饮酒量与高血压风险相关的证据，结果表明，在男性，任何数量的饮酒都可能会增加高血压风险；对于女性来说，每天饮酒1～2杯没有增加高血压风险，但是超过这个水平的饮酒，高血压风险也会相应增加。研究还发现，每天饮酒2杯以上的人，如果减少饮酒量，可使血压降低，而饮酒1～2杯的人减少饮酒量则血压没有变化。

为了检验不同酒精摄入量与新指南定义的高血压患病率之间的关系，Aladin与其同事在第三次全国健康和营养检查调查（NHANES Ⅲ）中入选了17 059名参试者。入选者平均年龄为46岁，其中40%是白种人，53%是女性。根据对调查问卷的答复，参试者被分为从未饮酒者（参照组）、之前饮酒者、轻度饮酒者（每周1～6杯）、中度饮酒者（每周7～13杯）或重度饮酒者（每周14杯或以上）。

根据至少三次血压测量分为4组：

1. 正常血压　<120/80mmHg。

2. 血压升高（以前称为高血压前期）　收缩压120～129mmHg，舒张压<80mmHg。

3. 1期高血压　收缩压130～139mmHg或舒张压80～89mmHg。

4. 2期高血压　收缩压>140mmHg，舒张压>90mmHg。

结果表明，不饮酒者的平均血压为109/67mmHg，中度饮酒者为128/79mmHg，重度饮酒者为153/82mmHg。

根据年龄、性别、种族、总年收入、是否吸烟、体力活动、体重指数、糖尿病、高密度脂蛋白胆固醇和C反应蛋白进行调整的模型中，与不饮酒者相比，重度饮酒的人更有可能出现血压升高［比值比（OR），1.44；$P = 0.002$］。与对照组相比，中度饮酒者更易患 1 期高血压（*OR*，1.53；*P* = 0.0001）或 2 期高血压（*OR*，2.02；*P* < 0.0001）。与对照组相比，酗酒者患 1 期高血压（*OR*，1.69；*P* < 0.0001）或 2 期高血压（*OR*，2.41；*P* < 0.0001）的概率更高。

目前的研究采用了一种横断面研究设计，由于同时测量了饮酒量和血压，因此无法推断因果关系。今后需要更多的纵向研究，以明确酒精摄入量与高血压风险之间的关系。

（首都医科大学附属北京安贞医院　李艳芳

航空总医院　彭余波）

（二）2019 ACC CREOLE 试验：以氨氯地平为基础的联合降压效果更好

2019ACC 发布的 CREOLE 试验结果表明：氨氯地平联合培哚普利或氢氯噻嗪在降低非洲黑种人动态血压和诊室血压上优于培哚普利联合氢氯噻嗪，试验结果同步发表在《新英格兰医学杂志》。

【研究背景】

非洲黑种人的降压治疗通常需要两种药物联合，但迄今为止尚未确定最有效的联合药物种类。既往的研究证据表明，利尿剂或钙通道阻滞剂是黑种人最有效的治疗手段。

【试验设计】

CREOLE 试验入选了 728 例高血压患者，随机分为 3 组，第 1 组氨氯地平（5mg）+ 氢氯噻嗪（12.5mg），第 2 组氨氯地平（5mg）+ 培哚普利（4mg），第 3 组培哚普利（4mg）+ 氢氯噻嗪（12.5mg）。2 个月后，各组用药剂量加倍。

【研究终点】

各组均测量基线和 6 个月的动态血压（24 小时）水平。在基线和随访期间的 2 个月、4 个月和 6 个月测量诊室血压。主要终点是基线和 6 个月之间 24 小时动态收缩压的平均变化。

【研究结果】

共有 621 例患者完成了全程试验，并在研究结束时进行了动态血压测量。6 个月后，氨氯地平 + 培哚普利组动态收缩压较基线降低 18.1mmHg，氨氯地平 + 氢氯噻嗪组降低 17.1mmHg，而培哚普利 + 氢氯噻嗪组则降低了 14.2mmHg。调整后的结果表明，氨氯地平 + 氢氯噻嗪组（$P = 0.03$）和氨氯地平 + 培哚普利组（$P = 0.04$）与培哚普利 + 氢氯噻嗪组相比，均有显著性统计学差异。而且，接受氨氯地平 + 氢氯噻嗪或氨氯地平 + 培哚普利治疗的患者在 2 个月、4 个月和 6 个月时，诊室收缩压降低幅度更大。

【研究结论】

在撒哈拉以南非洲的黑种人患者中，氨氯地平 + 氢氯噻嗪和氨氯地平 + 培哚普利的联合治疗方案在 6 个月内降低平均 24 小时动态收缩压方面明显优于培哚普利 + 氢氯噻嗪，说明以氨氯地平为基础的降压治疗更适合黑种人高血压患者。

（首都医科大学附属北京安贞医院　李艳芳
河北唐山工人医院　高夏青）

（三）2019 ACC INFINITY 试验 – 强化降压与标准降压降低动态血压水平对老年人运动和认知功能的影响

2019ACC 公布的 INFINITY 试验结果表明，强化降压降低了动态血压水平，但未能改善老年人的运动和认知功能。

【试验目的】

通过动态血压和诊室血压监测评价老年高血压患者强化降压与标准降压对运动和认知功能的影响。

【试验设计】

共入选 199 例老年高血压患者，随机分为强化降压动态血压组（收缩压 ≤ 130mmHg；$n = 99$）和标准降压动态血压组

（收缩压 = 145mmHg；n = 100）。随访时间 3 年，入选者平均年龄 80 岁，其中女性比例为 58%。入选标准：诊室收缩压 150～170mmHg，服用 ≥ 1 种降压药或 0～1 种降压药时的血压 > 170mmHg，24 小时动态收缩压（SBP）≥ 140mmHg，脑磁共振成像白质高强度。排除标准：不稳定的心血管疾病或慢性神经系统疾病。

【研究结果】

3 年动态收缩压水平：强化降压组为 130.9mmHg，标准降压组为 146.0mmHg。主要终点：基线到研究结束白质高强度变化的百分比，强化降压组为 0.29，标准降压组为 0.48（P = 0.03）。基线到研究结束的步态速度在强化降压组为 0.4，在标准降压组也为 0.4（P = 0.91）。次要终点：测试基线到研究结束对符号和数字形态认知的变化：强化降压组为 –2，标准降压组为 –1（P = 0.29）。非致命性心血管事件：强化降压组为 4.1%，标准降压组为 17%（$P < 0.01$）。

【研究结论】

显著降低老年高血压患者的收缩压可降低皮质下白质病的发生。然而，收缩压的显著降低与运动能力和认知功能的改善无关。强化降低收缩压与减少非致命性心血管事件相关。

（首都医科大学附属北京安贞医院　李艳芳

飞利浦中国投资有限公司　王兆宏）

七、心房颤动和其他研究进展

（一）2019 ACC 低糖类饮食可能增加心房颤动风险

2019 年 ACC 一项新的 ARIC 分析表明，低糖类摄入可以预测未来发生心房颤动（AF）风险，而不依赖于传统的心房颤动风险因素和其他饮食因素。报告者是来自广州中山大学第一附属医院的庄晓东教授。

庄教授的研究发现，先前一项大型前瞻性研究中，低糖类饮食会增加心房颤动的发生风险，这表明这种限制糖类摄入的常用体重控制方法应该谨慎推荐。

关于低糖类饮食（如生酮饮食、古饮食和阿特金斯饮食）是有益还是有害的争论至今没有停止，部分原因是研究将高糖类饮食和低糖类饮食与全因死亡率的增加联系起来。然而，大多数研究并没有说明动物或植物性食物是否取代糖类，也没有专门研究心房颤动的风险。但目前的研究发现，低糖类饮食与心房颤动发生的风险增加有关，不管是用来替代糖类的蛋白质或脂肪。这项研究结果之前发表在《美国心脏病学会杂志》（*JACC*）上。

这项分析使用了来自 ARIC 研究的 13 385 名参试者数据，这些参试者在基线时被认为没有心房颤动。他们完成了 66 种不同食物的每日摄入量调查问卷。该调查问卷与哈佛营养数据库一起用于估计每日糖类摄入量和每日糖类热量的比例。

受试者（45% 男性；74.7% 白种人）最初按糖类摄入量占每日卡路里的百分比分为 3 组：低于 44.8%（低）、44.8% 至 52.4%（中等）和高于 52.4%（高）。

基线时，34.1% 的参与者有高血压，4.7% 有卒中史，4.8%

有冠状动脉疾病，4.5%有心力衰竭。平均年龄为54.2岁，26.8%的人肥胖［体重指数（BMI），≥30kg/m^2］。

在平均22.4年的随访中，低糖类摄入的受试者发生心房颤动的可能性比中等糖类摄入的受试者高18%［危险比（HR），0.82；95%可信区间，0.73～0.93］，比低糖类摄入的受试者发生心房颤动的可能性高16%。

研究小组将参试者的糖类摄入量划分成四分位数（每日热量的42.70%或以下，42.71%～48.55%，48.56%～54.74%，以及至少54.75%），并在随访期间检查了1808例心房颤动患者。糖类摄入量增加1个标准差（9.4%），调整后的心房颤动发生风险高18%（HR，0.82；95% CI，0.72～0.94）。糖类摄入量最低的受试者发生心房颤动的可能性比第二个四分位数的受试者高21%（HR，0.79；95% CI，0.68～0.92），比第三个四分位数的受试者发生心房颤动的可能性高23%（HR，0.77；95% CI，0.64～0.93），比最高四分位数的受试者发生心房颤动的可能性高36%（HR，0.64；95% CI，0.49～0.84）。糖类摄入量低于每日总能量62%的参试者患心房颤动的风险相似。

庄教授说："使用Cox风险回归模型来确定心房颤动的发生与动物或植物低糖类评分之间的关系，没有发现显著相关。"

根据年龄、性别、种族、总能量摄入量、总脂肪摄入量、动物脂肪摄入量、总蛋白质摄入量、动物蛋白质摄入量、膳食纤维摄入量、血糖指数、血糖负荷BMI、体表面积、吸烟、饮酒、教育水平、运动、体育活动、总胆固醇、高密度脂蛋白胆固醇、低密度脂蛋白胆固醇、三酰甘油、肌酸、尿酸水平水平，是否存在高血压、卒中、糖尿病、冠状动脉疾病和心力衰竭进行了对比。

ACC营养和生活方式工作组的Andrew Freeman医师认为："低糖类饮食中出现更多心房颤动并不奇怪。证据表明我们要吃全食物、加工最少、富含植物的饮食。"

尽管心房颤动可能是低糖类热潮的一个代价，但结果并不证明其是因果关系。数据可以根据混杂因素进行调整，但依赖膳食问卷的研究总是存在一定程度的不确定性。

ARIC 研究中广泛而严格的协变量测量允许进行全面的统计调整，但饮食评估存在一定程度的测量误差。此外，在超过 20 年的随访期间，饮食可能发生了变化，无法确定心房颤动类型，并且由于大多数心房颤动事件是通过医院出院代码发现的，研究人员无法识别有症状的心房颤动患者或门诊患者。

为减少偏差，本研究进行了为期 6 年的时变敏感性分析，但结果相似，由于 ARIC 研究中的数据不可用，6 年后的变化无法评估。

研究人员认为，低糖类饮食的人可能会经历更多的炎症，因为他们往往吃更少的蔬菜、水果和谷物，而这些被认为是减少炎症的食物。另一个可能的解释是，多吃蛋白质和脂肪代替富含糖类的食物可能会导致氧化应激。炎症和氧化应激都与心房颤动的中枢介质有关。观察到的结果也可能与其他形式心血管疾病的风险增加有关。

今后将需要更多的随机对照试验，严格控制食物类型和替代能源的研究来证实这一假设。

（首都医科大学附属北京安贞医院　李艳芳

阜外医院　曹芳芳）

（二）2019 ACC Alcohol AF 研究：一项评估戒酒对酒精性心房颤动患者影响的随机对照试验

2019 年 3 月 18 日，ACC 大会发布了戒酒对酒精性心房颤动患者影响的随机对照试验。研究表明，戒酒有利于预防酒精性心房颤动复发，减轻心房颤动负担并使 BMI 指数下降，建议心房颤动患者应该戒酒。

【研究背景】

研究表明，酒精可以引起心房炎症、氧化应激、高血压、呼吸睡眠暂停综合征以及左心室肥厚，进一步引起左心房压力升高、扩大、重构以及纤维化，最终导致心房颤动的发生。Alcohol AF 研究旨在评估戒酒对酒精性心房颤动患者的影响。

【研究目的】

评估戒酒对中等量饮酒的心房颤动患者心房颤动复发、心房颤动负担及 BMI 指数的影响。

【研究方法】

这是一项多中心、前瞻性、开放标签的随机对照试验研究。共纳入 140 例酒精性心房颤动患者，平均酒精摄入量为每周 16 标准量。将受试者按照 1∶1 随机分为戒酒组（$n = 70$）和正常饮酒组（$n = 70$），戒酒组要求完全戒酒，对照组允许正常饮酒，随访时间 6 个月。患者平均年龄为 62 岁，其中女性比例为 13%，糖尿病患者比例为 7%。纳入标准：阵发性心房颤动或房扑；过去 6 个月至少发作 2 次或需要复律的心房颤动患者；所有患者均规律服用抗心律失常药物治疗；平均每周饮酒量 ≥ 10 标准量。排除标准：永久性心房颤动；左心室射血分数 < 35%；酒精依赖或患有精神疾病者；肝硬化患者。

【研究结果】

主要终点：戒酒组心房颤动复发的发生率为 53%，正常饮酒组为 73%（$P = 0.004$）；戒酒组的平均心房颤动负担为 5.6%，正常饮酒组为 8.2%（$P = 0.016$）。次要终点：戒酒组心房颤动住院率为 9%，正常饮酒组为 20%（$P = 0.053$）。在随访 6 个月时，戒酒组患者收缩压[（138 ± 16）mmHg vs（126 ± 17）mmHg，$P < 0.001$]、体重[（90 ± 16）kg vs（87 ± 14）kg，$P < 0.001$]和 BMI[（28.4 ± 4.4）vs（27.7 ± 3.8），$P < 0.001$]均显著降低；此外，心脏磁共振检查发现，戒酒组患者左心房面积显著减小[（29.5 ± 4.9）cm^2 vs（27.1 ± 4.5）cm^2，$P < 0.01$]，而左心房排空分数较前显著增加

$[（42 \pm 14）cm^2 \ vs \ (50 \pm 8) \ cm^2，P = 0.02]$。与对照组相比，戒酒组患者无房颤生存期更长（log-rank $P = 0.015$），房颤预测复发率更低（$HR = 0.52，95\% \ CI：0.30 \sim 0.89$）。

【研究结论】

对于酒精性心房颤动患者，戒酒可减少心房颤动复发及心房颤动负担；随访中也发现戒酒与 BMI 指数的下降有关；建议心房颤动患者应该完全戒酒。

（山西省心血管病医院心内科　李　俐　郭彦青）

（三）2019 ACC Apple Heart 研究：应用智能手表 App 可早期识别心房颤动

2019 年 3 月 17 日，ACC 大会上发布了 Apple Heart 研究结果，提示 Apple Watch 能够及时有效地发现佩戴者是否存在心房颤动，帮助对心房颤动进行早期识别。该研究为穿戴式电子设备未来应用于临床医疗研究奠定了良好的基础。

【研究背景】

随着智能手表、健身使用腕带等电子产品的广泛应用，其用户范围也在逐渐扩大。研究表明智能手表和可穿戴式电子产品可以使用光电容积描记法（PPG）被动测量脉搏，从接收数据中识别脉搏不齐从而提早识别未被诊断的心房颤动。

【研究目的】

利用 Apple Watch 监测心脏活动的心电图（ECG）功能，来评估老版 Apple Watch（1、2 和 3 代）的脉搏传感器是否能够检测心脏节律。研究主要目标是测量 Apple Watch 在随后的动态心电图贴片监测中所检测到心房颤动或心房扑动的患者比例。次要目标是：①针对那些受到提示的患者，比较 Apple Watch 脉搏不齐的通知与同时记录的动态心电图是否一致；②评估患者在收到脉搏不齐提示后 3 个月内就诊情况。

【研究方法】

Apple Heart 研究是一项前瞻性的单臂研究，共有 419 093 名参与者。美国 App Store 向 22 岁及以上、拥有系列 1 或更新系列的 Apple Watch 的用户开放。参与者必须拥有 Apple Watch 并与之兼容的 iPhone 手机，而那些已经患有心房颤动以及在服用抗凝药物的用户均被排除。该研究是在附带智能手机应用程序中进行，通过电子方式进行筛选、同意和数据收集。若是在 48 小时内出现 5 ～ 6 次不规则脉搏重复跳动，该应用程序会发出一条通知。远程健康研究医生通过应用程序视频聊天进行研究访问，并将动态心电图贴片邮寄给参与者。

【研究结果】

总共有 2161 名参与者（0.52%）收到了心律失常的通知，其中，年龄超过 65 岁的参与者中有 3.2% 接到通知，而 22 ～ 39 岁的参与者中仅有 0.16% 接到通知。658 名患者在与研究医生进行远程健康咨询后，收到美国食品药品监督管理局批准的心电图贴片，只有约 450 名参与者接收、使用并返回了 ECG 报告。ECG 数据证实，450 名的被通知参与者中，只有 34% 的参与者被确诊为心房颤动。

对于同时佩戴心电图贴片和手表的患者，转速表和通知的阳性预测值分别为 0.71（95% CI：0.69 ～ 0.74）和 0.84（95% CI：0.76 ～ 0.92）。约 20% 的患者 100% 被确定患有心房颤动，89% 的患者的心房颤动持续时间至少为 1 小时。

对 90 天内收到通知的患者进行调查发现，57% 的参与者表示他们已经联系了其他医疗机构，28% 的患者开始接受药物治疗。队列中记录到 1038 例不良事件，大多数并不严重，只有 16 个被认为与 app 相关，其中焦虑是该研究中记录的关键不良事件。

【研究结论】

Apple Heart 研究结果将为智能手表算法识别脉搏不齐提供初步证据，同时为临床应用可穿戴技术早期识别、筛查心房颤动奠定基础。

（山西省心血管病医院心内科　王海雄　王志鑫　郭彦青）

（四）2019 ACC COAPT 试验：经导管二尖瓣修复术 可改善心力衰竭合并继发性二尖瓣反流患者的生活质量

2019 年 ACC 会议发布了经导管二尖瓣修复术（TMVr）对心衰合并继发性二尖瓣反流患者生活质量的影响结果，研究表明有症状心力衰竭合并 3～4 级继发性二尖瓣反流（MR）患者，缘对缘 TMVr 治疗比单纯最大剂量药物治疗更能持续改善患者健康状况。

【研究背景】

在 COAPT 研究中，TMVr 可降低心力衰竭住院率，改善已用最大可耐受药物治疗后仍有症状的心力衰竭合并 3～4 级继发性 MR 患者的生存率。

【研究目的】

比较标准治疗与经 TMVr 治疗对心力衰竭合并 3～4 级继发性 MR 患者生活质量的影响。

【研究方法】

COAPT 研究共纳入心力衰竭合并 3～4 级继发性 MR 患者 614 例，随机分至 TMVr 组（$n = 302$）或标准治疗组（$n = 312$）。使用堪萨斯城心肌病评分量表（KCCQ）和 SF-36 健康状况调查表评估患者基线水平以及随访 1 个月、6 个月、12 个月和 24 个月时的健康状况。主要健康状况终点为 KCCQ 总体评分（KCCQ-OS: 0～100，越高越好；最小临床意义组间差异 = 5 分）。

【研究结果】

患者基线水平健康状况均严重受损（平均 KCCQ-OS 52.4 ± 23.0）。在标准治疗组，健康状况随事件推移无改变，而随机至 TMVr 组的患者在 1 个月时 KCCQ-OS 显著改善（平均组间差异 15.9 分；95% CI: 12.3～19.5 分），24 个月后该获益仅轻微降低（平均组间差异 12.8 分；95% *CI*：7.5 ～ 18.2 分）。24 个月时，36.4% 的 TMVr 患者中度改善（≥ 10 分）对比 16.6% 标准治疗组（*P* < 0.001），NTT 为 5.1 患者（95% *CI*：3.6 ～ 8.7 个患者）。TMVr 患者在每个时间节点总体健康状态均较好（SF–36 评分表 24 个月平均差异：体力 3.6 分；95%CI：1.4 ～ 5.8 分；精神状态 3.6 分；95% *CI*：0.8 ～ 6.4 分）。

【研究结论】

对于已强化药物治疗后仍有症状的心力衰竭合并 3 ～ 4 级继发性 MR 患者，缘对缘 TMVr 治疗比单纯药物治疗更能持续改善患者的健康状况。

【讨论】

与标准治疗相比，TMVr 治疗可早期、持续改善心力衰竭合并继发性 MR 患者的健康状况，提高其生活质量。基于该研究，对于有症状心力衰竭合并 3 ～ 4 级继发性 MR 患者可积极选择 TMVr 治疗。

（山西省心血管病医院心内科　安　健　王　飞　郭彦青）

（五）2019 ACC PARTNER 3：低危患者 TAVR 手术治疗不劣于 SAVR 手术

【研究背景】

经导管主动脉瓣置换术（TAVR）在治疗严重的症状性主动脉瓣狭窄患者中的作用已经在临床试验证据的基础上得到发展。在中高危外科主动脉瓣置换术（SAVR）主动脉瓣重度狭窄患者中，TAVR 手术治疗不劣于 SAVR 手术，某些患者行 TAVR 的安全性及有效性甚至高于 SAVR 组。在过去十几年中，技术的发展、器械的改进和程序简化很大程度上减少了 TAVR 手术的并发症并且改善了临床预后。然而，大多数患有严重主动脉瓣狭窄的患者手术风险较低，在 SAVR 手术低危的主动脉瓣重度狭窄患者中，尚无 TAVR 治疗的相关研究。

【研究设计】

PARTNER 3 试验是一项多中心随机试验，入选对象为有症状、主动脉瓣重度狭窄、外科手术换瓣低危的患者，经股动脉置入第三代球囊扩张瓣膜，与标准手术主动脉瓣置换术相比较。计划随访周期分别为 30 天、6 个月、1 年、2 年、3 年至 10 年，主要终点为 1 年复合事件的发生率（全因死亡率、卒中、再住院率）。进行非劣效性分析和优效性分析。

【研究结果】

在 71 个中心，纳入了 1000 名患者，接受了随机分组。患者的平均年龄为 73 岁，平均胸外科医师风险评分为 1.9%（评分范围为 0 ~ 100%，评分越高表明术后 30 天内死亡风险越大）。1 年时主要复合终点的比率在 TAVR 组明显低于手术组（$P = 0.001$）。在 30 天时，TAVR 导致卒中率低于手术（$P = 0.02$）和较低的死亡或卒中率（$P = 0.01$）和新发心房颤动（$P < 0.001$）。TAVR 还导致住院指数比手术时短（$P < 0.001$），并且在 30 天时治疗结果不佳。主要血管并发症，新的永久起搏器置入、中度或重度瓣周反流之间均没有显著的组间差异。

【研究结论】

在手术风险较低的严重主动脉瓣狭窄患者中，1 年时死亡、卒中或再入院的复合事件发生率在 TAVR 组明显低于手术组。

（首都医科大学附属北京安贞医院　师树田

航空总医院　于　娟）

（六）2019 ACC STS/ACC TVT 注册研究：二叶主动脉瓣狭窄患者 Sapien3 瓣膜进行经导管主动脉瓣膜置换术的疗效分析

美国胸科医师学会 / 美国心脏病学会（STS/ACC）经导管瓣膜病治疗（TVT）注册研究开始于 2011 年，为探究新 TVT 手术治疗安全性及预后的首个注册研究。在年轻患者中需外科手术行主动脉瓣置换术者中，二叶型主动脉瓣者占 50%。随 TAVR 成为越来越多年轻、相对健康患者的首选治疗，二叶型主动脉瓣会也更常见。既往的临床试验，排除二叶型主动脉瓣了患者。2019ACC 大会上，STS/ACC TVT 注册登记研究团队分析了球囊扩张 Sapien3 瓣膜应用于二叶瓣患者安全性与有效性结果。

【研究设计】

在 STS/ACC TVT 注册表中，于 2015 年 6 月至 2018 年 11 月共纳入 552 家中心的 92 236 例应用 SAPIEN3 的 TAVR 患者，通过倾向性匹配方法，入选 2691 例二叶瓣患者及 2691 例三叶瓣患者。比较及分析了球囊扩张式 Sapien3 瓣膜应用于二叶和三叶主动脉瓣的安全性及有效性。主要研究终点为术后 30 天和一年的死亡率及卒中发生率。次要的终点事件：操作相关并发症、住院期间的不良事件、术后超声心动图瓣膜评估、术后 30 天和一年的功能状态以及健康状态。

【研究结果】

30 天终点事件：二叶瓣和三叶瓣治疗组在全因死亡率无明显差异（2.6% vs 2.5%，$P = 0.82$），卒中发生率二叶瓣组高于三叶瓣组（2.4% vs 1.6%，$P = 0.02$），新安装起搏器二叶瓣组高于三叶瓣组（9.1% vs 7.5%，$P = 0.03$）。

危及生命出血、主要血管并发症、二次干预主动脉瓣方面均无显著差异。

1 年终点事件：全因死亡率二叶瓣组与三叶瓣组全因死亡率无显著差异（10.5% vs 12.0%，$P = 0.31$）。二叶瓣组与三叶瓣组的卒中发生率无显著差异（3.1% vs. 3.4%，$P = 0.31$）。死亡和卒中的复合终点事件发生率，瓣周漏发生率，血流动力学指标，NYHA 心功能分级等两组间均没有明显差异。

【研究结论】

该分析结果表明，二叶瓣解剖结构适用于 TAVR，采用现有的球囊扩张 TAVR 技术，具有可接受的临床结果。这些数据为 TAVR 成为手术主动脉瓣膜置换中度或高风险患者的二尖瓣 AS 的合理替代方案提供了依据，并为低风险的二尖瓣 AS 年轻患者进行随机临床试验提供了良好的基础。

（首都医科大学附属北京安贞医院　师树田

航空总医院　于　娟）

（七）2019 ACC POET 试验：早期口服抗生素治疗感染性心内膜炎安全有效

2019 年 3 月 17 日 ACC 发布了 POET 试验，结果表明感染性心内膜炎病情稳定的患者，早期由静脉抗生素转换为口服抗生素治疗方案安全有效。

【研究背景】

临床指南建议静脉注射抗生素治疗感染性心内膜炎需要长达 6 周。由于静脉注射抗生素难以在院外使用，因此大多数患者在治疗期间仍选择住院，而长期住院静脉治疗可能会增加患者并发症风险。POET 研究发现感染性心内膜炎病情稳定的患者，由静脉内抗生素治疗改为口服 2 种抗生素联合治疗方案，在治疗结束 6 个月后结果不劣于传统静脉抗生素治疗方案（试验主要终点）。由静脉改为口服抗生素治疗是否影响长期预后仍未可知。

【研究方法】

在试验中，由链球菌、粪肠球菌、金黄色葡萄球菌或凝固酶阴性的葡萄球菌所致的感染性心内膜炎患者，经过至少 10 天静脉抗生素治疗病情稳定后，被随机分至持续静脉治疗组（199 例）或转为口服抗生素组（201 例）。口服抗生素组治疗适用于门诊患者，在随机后该组 80% 患者部分或完全为门诊治疗。该研究经过当地伦理审核。POET 试验平均随访 3.5 年。

在延伸随访中评估了与主试验相同的主要终点：从随机至随

访结束期间的全因死亡、非计划心脏外科手术、栓塞事件或复发原始病原菌菌血症等复合终点。随访患者至 2018 年 12 月 10 日，或死亡，无失访患者。临床事件委员会成员对治疗分组未知，审定了预先设定的临床终点。

【研究结果】

对长期随访行事后探索性分析。平均 3.5 年随访期间（四分位间距，2.3 ～ 5.1），静脉治疗组 76 名患者出现主要复合终点事件（38.2%），而口服治疗组为 53 名患者（26.4%）。非计划心脏手术、栓塞事件，或感染再发方面，两组未见显著差异。共 87 名患者（21.8%）死亡，包括 54 例静脉治疗组（27.1%）和 33 例口服治疗组（16.4%）。据报道，心内膜炎 5 年死亡率为 30% ～ 40%；因此，基线入组的患者风险因素类似于心内膜炎患者的整体情况。

【研究结论】

感染性心内炎病情稳定患者，早期由静脉抗生素治疗转换为口服抗生素治疗方案安全、有效。

（山西省心血管病医院心内科　王　飞　郭彦青）

（八）2019 ACC-WRAP-IT 研究：抗菌囊袋可预防置入式电子设备感染

2019 年 3 月 17 日，ACC 大会上发布了 WRAP-IT 研究结果在整个随访期间，TYRX 可吸收抗生素洗脱包膜组患者的心脏置入性电子设备（CIED）主要感染事件发生率较低，辅助使用抗菌膜可显著降低主要 CIED 感染的发生率，而不会增加并发症的发生率。

【研究背景】

心脏置入性电子设备在置入患者体内后的感染与其严重的发病率和死亡率相关。除术前使用抗生素外，预防性治疗策略的证据有限。

【研究目的】

通过随机对照临床试验，以评估可吸收抗生素洗脱包膜在降低 CIED 置入相关感染发生率方面的安全性和有效性。

【研究方法】

WRAP IT 在北美、欧洲、亚洲和南美洲的 181 个中心招募了 6983 名接受 CIED 囊袋修正、发电机更换、系统升级或心脏再同步治疗除颤器初次置入的患者，按 1 ：1 随机分配是否接受包膜干预。所有患者均采用标准治疗策略预防感染。主要终点是 CIED 置入术后 12 个月内感染导致系统拔除或翻修、感染复发或死亡的长期抗生素治疗。次要终点是 12 个月内手术相关或系统相关并发症。

【研究结果】

共有 6983 名患者接受了随机化治疗：3495 名为包膜组，3488 名为对照组。随访时间平均为（20.7 ± 8.5）个月。

主要终点发生在包膜组和对照组的患者分别为 25 例和 42 例，12 个月 kaplan-meier 估计事件率分别为 0.7% 和 1.2%，危险比为 0.60（95% CI：0.36 ~ 0.98，P = 0.04）；安全终点发生在包膜组和对照组的患者分别为 201 例和 236 例，12 个月 kaplan-meier 估计事件率分别为 6.0% 和 6.9%，危险比为 0.87（95% CI：0.72 ~ 1.06，P < 0.001）。在整个随访期内，包膜组的主要感染事件发生率较低，为 1.3%，而对照组为 1.9%，危险比为 0.63（95% CI：0.40 ~ 0.98）。主要感染和轻微感染的合并发生率也较低，包膜组为 1.5% 而对照组为 2.2%，危险比为 0.67（95% CI：0.47 ~ 0.96）。除了较低的主要感染率外，与对照组相比，包膜组的主要囊袋感染率也降低了约 60%。无一例患者因包膜材料而出现过敏或其他并发症。

【研究结论】

与单用标准治疗策略预防 CIED 感染相比，辅助使用抗菌膜可显著降低主要 CIED 感染的发生率，而不会增加并发症。

（山西省心血管病医院心内科　王海雄　王志鑫）

（九）2019 ACC DECLARE-TIMI58 研究：
达格列净对外周动脉疾病患者预后的影响

2019 年 ACC 会议发布了 DECLARE-TIMI58 研究，结果表明：外周动脉疾病患者使用达格列净没有增加患者截肢等不良事件的风险。

【研究背景】

在 DECLARE-TIMI 58 试验中，达格列净可降低 2 型糖尿病患者心力衰竭和肾脏事件的住院率，该研究表明其他钠 - 葡萄糖协同转运蛋白 2（SGLT2）的使用会增加患者截肢风险。

【研究目的】

分析外周动脉疾病患者使用达格列净的疗效和发生截肢等不良事件的风险。

【研究方法】

该试验共纳入 17 160 例 2 型糖尿病患者，其中包括 1025 例（6%）患有外周动脉疾病的患者，随机分为达格列净组和非达格列净组。主要终点事件是主要不良心脏事件 MACE、心血管死亡 / 心力衰竭和肾脏疾病进展，次要重点事件为截肢、外周血运重建、肢体缺血。

【研究结果】

外周动脉疾病患者主要终点事件发生率是其他不伴有外周动脉疾病患者的 2 倍，各组患者使用达格列净均可降低心血管死亡、心力衰竭和肾脏疾病的相对和绝对风险，差异无统计学意义。该试验中共发生 560 例肢体缺血事件、454 例外周血运重建及 236 例截肢事件。达格列净组与非达格列净组相比外周血运重建、肢体缺血事件、截肢事件的发生率无明显统计学意义，在亚组分析中截肢风险也没有显著统计学差异。

【研究结论】

外周动脉疾病患者发生心血管疾病和肾脏不良事件的风险较高，使用达格列净的外周动脉疾病患者心血管死亡、心力衰竭和肾脏疾病进展的绝对风险降低更明显。本试验中外周动脉疾病患者的肢体不良事件发生率较高，但目前尚没有证据表明上述事件的发生与是否使用达格列净有关。

（山西省心血管病医院心内科　杨　鹏　李　俐　郭彦青）

（十）2019 ACC HoT-PE 研究：低危肺栓塞患者出院后使用利伐沙班安全有效

2019 年 3 月 17 日，ACC 会议发布了 HoT-PE 研究结果急性低危肺栓塞患者（无右心功能障碍和心腔内血栓），早期出院并在家中使用利伐沙班是有效、安全和可行的。

【研究目的】

探讨 Xa 因子抑制剂利伐沙班用于急性低危肺栓塞患者院外治疗的有效性、安全性及可行性。

【研究方法】

2014 年 5 月至 2018 年 6 月，7 个国家 49 个中心共有 525 名患者入选，随访 3 个月。研究流程大致为确诊肺栓塞、入选符合纳入标准的患者、在出院前 48 小时接受利伐沙班治疗，随后服用利伐沙班至少 3 个月。研究主要终点是入组后 3 个月内出现症状性复发性静脉血栓栓塞（VTE）或肺栓塞相关死亡。次要终点包括出血、死亡、再住院、生活质量和患者满意度等。入选标准：年龄 ≥ 18 岁；确诊为肺栓塞；无右心室功能障碍和心脏游离血栓（超声或 CT）。排除标准：血流动力学不稳定；需要对肺栓塞进行再灌注治疗；出血或已知出血风险；需要吸氧或镇痛药；存在严重合并症需要住院治疗；严重的肾脏或肝脏功能障碍；因其他原因住院诊断为肺栓塞；长期服用抗凝或抗血小板药物的患者,阿司匹林每天100mg除外;妊娠或哺乳期;预期寿命＜3个月;缺乏依从性;缺乏家庭或社会支持。

【研究结果】

来自7个国家49个中心的525名患者,随访3个月,仅观察到3例(0.6%)复发事件(全部为非致命),研究被提前终止。结果显示,在接受研究用药的519例患者中,其中6例(1.2%)发生了大出血事件(95% CI: 0.4%～2.5%)。次要终点显示,2例(0.4%)因肺栓塞复发导致再次住院,4例(0.8%)因大出血再次入院。

【研究结论】

对于急性低危肺栓塞患者(包括无右心室功能障碍和心腔内血栓),出院后在家中使用利伐沙班是有效、安全和可行的。HoT-PE研究结果支持选择急性低危肺栓塞患者在门诊进行直接口服抗凝药物治疗,这将有助于减少医院相关并发症,并合理使用医疗资源。

（山西省心血管病医院心内科 郭彦青 耿建慧）

（十一）2019 ACC IRAD 注册研究: 9000 例急性主动脉夹层分析

急性主动脉夹层(AAD)是最致命的心血管疾病之一。AAD的有效管理需要及时做出诊断和快速治疗,即使在理想情况下,AAD发病率和死亡率仍然很高。AAD管理的质量改进受到AAD的紧急性以及AAD相对于急性冠状动脉综合征等病症发病率较低等限制。国际急性主动脉夹层注册(IRAD)于1996年开始,研究目的是为了更好地改善AAD的临床结局。

IRAD纳入了来自13个国家55个大型中心,约9000名AAD患者的数据。2019 ACC大会上,Kim Eagle博士代表IRAD研究人员介绍了过去25年来AAD的概况。为了描述随时间变化的趋势，将患者按时间顺序分为 3 组，通过方差分析、卡方检验、K-W 偏态分析等统计学的方法比较 AAD 的诊断、治疗、院内死亡率及 5 年生存率的情况。

研究结果显示，对 A 型 AAD 来说，高血压，吸烟和动脉粥样硬化是三种最常见的危险因素，大多数 A 型夹层是通过 CT 扫描诊断，手术治疗在过去 5 年中增加至 88.6%，而术前卒中的频率降至 3.9%。接受手术治疗的比例增加，最近一段时间内的整体院内死亡率显著下降至 16.3%，手术治疗患者的住院死亡率显著下降至 13.0%。药物治疗的住院死亡率保持不变，为 50.7%。对于 A 型夹层患者，尽管院内死亡率有所改善，但在最近的时期中，5 年的出院后生存率仍保持在 88.5% 不变。与长期生存相关的风险因素包括 ≥ 70 岁，术后卒中和术后填塞。

对于 B 型 AAD 来说，使用类似的分析方法结果表明，在过去的 25 年中，更多的胸主动脉腔内修复术（TEVAR）治疗已经成为 B 型夹层的治疗趋势，TEVAR 治疗的比例增加到 31.2%，而开放性手术的比例降低至 6.1%。与 A 型夹层相似，院内死亡率显著下降至 7.4%，出院后 5 年生存率为 83.7%。长期存活的重要危险因素包括年龄 ≥ 70 岁，围手术期脊髓缺血，围手术期肾衰竭和慢性阻塞性肺病史。

在研究期间，从入院到诊断 AAD 的时间没有变化，保持在将近 3 小时。虽然 A 型夹层手术增加，但从入院到手术的时间在最近的时间段内保持不变，为 6 小时。这些数据突出了 AAD 及时诊断的重要性和挑战，AAD 通常于诊断其他更常见疾病时检出的，如急性冠状动脉综合征或肺栓塞。

（首都医科大学附属北京安贞医院

师树田　王成钢　高玉龙）

2019 欧洲心脏病学会（ESC）科学年会概况

首都医科大学附属北京安贞医院　李艳芳

一年一度的欧洲心脏病学会年会（ESC）于 2019 年 8 月 31 日在法国巴黎市中心凡尔赛门的世博会隆重开幕，9 月 4 日成功闭幕。今年的世界心脏病学大会（WCC）首次与 ESC 共同召开，来自世界各地的 32 000 多名代表参加了会议。

本届 ESC 亮点闪烁，主要包括对临床有重要指导意义的 5 大指南和热线会议公布的 27 项临床试验。会议还展示了 4500 项研究摘要。本届联合大会以"全球心血管健康"为主题，会议认为当今大多数心血管疾病的死亡发生在低和中等收入的国家。

本届大会正式发布了 2019 版 ESC/EAS 血脂管理指南，令大家耳目一新。这是在 2016 年指南的基础上，依据近 3 年来新的研究结果，首次进行的血脂指南更新。既往和新的研究证据均表明动脉粥样硬化形成的关键是低密度脂蛋白胆固醇（LDL-C）和其他富含胆固醇的载脂蛋白（ApoB）在动脉壁的滞留，LDL-C 水平的增加与 ASCVD 有明确的因果关系，因此，对不同风险分层的降脂靶点制定了新的标准。为了预防心血管疾病，极高危和高危的患者应尽可能降低，不设下限。对于极高危患者的二级预防和一级预防（FH 除外），建议将 LDL-C 水平较基线下降 $\geq 50\%$，且 LDL-C 水平 $< 1.4\text{mmol/L}$（$< 55\text{mg/dl}$）。对于极高危 FH 患者的一级预防，建议 LDL-C 水平较基线下降 $\geq 50\%$，且 LDL-C 水平 $< 1.4\text{mmol/L}$（$< 55\text{mg/dl}$）。特别需要指出的是，对于已经接受最大耐受剂量他汀治疗的 ASCVD 患者，若 2 年内再发血管事件（可与第一次事件不同），可考虑将 LDL-C 降至

< 1.0mmol/L（40mg/dl）。对于高危患者，建议将 LDL-C 较基线降低 50%，且 LDL-C 水平降至 < 1.8mmol/L（< 70mg/dl）。对于中危患者，建议将 LDL-C 降至 < 2.6mmol/L（100mg/dl）。对于低危患者，建议将 LDL-C 降至 < 3.0mmol/L（116mg/dl）。

2019 ESC 发布了慢性冠状动脉综合征诊疗和管理指南，指南中摒弃了稳定型冠心病的旧概念，提出了慢性冠状动脉综合征（CCS）的新概念，强调 CCS 是一个疾病变化的动态过程，其不同类型远期心血管疾病风险存在差异，能够通过生活方式、药物治疗和血运重建加以控制，从而促进疾病稳定或好转。这一变化强调了 CAD 的临床表现可以分为 ACS 和 CCS。疑似或确诊的 CCS 患者包括以下 6 种情况：①怀疑 CAD，有稳定的心绞痛症状和（或）呼吸困难。②新发的心力衰竭或左心室功能不全，疑似 CAD。③ ACS 后 1 年或近期血运重建无症状或症状稳定。④初次诊断或血运重建 1 年以上无症状或有症状。⑤心绞痛，疑似血管痉挛或微血管疾病。⑥筛查时发现 CAD 的无症状者。上述情况归属为 CCS，但未来心血管事件的风险会随着时间而改变。指南强调了 β 受体阻滞剂和（或）CCB 仍然是 CCS 患者的一线治疗药物。

2019 ESC 公布了新版急性肺栓塞（APE）指南，这部指南着重强调了 APE 的诊断流程，对于疑似 APE 的患者，需首先评估临床症状和检测血中 D- 二聚体，根据年龄或临床可能性调整的 D- 二聚体截点值可作为固定临界值的替代值，根据病情的严重性和紧急程度，可采用肺动脉 CT 或心脏超声协助诊断。可疑的高风险肺栓塞（PE），可给予静脉肝素治疗，确诊的 APE 可采取再灌注治疗。指南强调了 PE 首选的抗凝治疗方式是新型口服抗凝药（NOAC，包括阿哌沙班、达比加群酯、依度沙班或利伐沙班），VKA（维生素 K 拮抗剂）是 NOAC 的替代品。

2019 ESC 发布的糖尿病、糖尿病前期与心血管疾病指南，推荐用 HbA1c（糖化血红蛋白）和 FPG（空腹血糖）来筛查心血管疾病患者的 2 型糖尿病，如果 HbA1c 和 FPG 无法确诊，则需使用 OGTT（口服葡萄糖耐量试验），推荐使用 OGTT 来诊断 IGT（糖耐量受损），推荐采用微量白蛋白尿、静息心电图、颈动脉 / 股动脉超声检测斑块负荷、CT 的 CAC（冠状动脉钙化）评分或可考虑 CTCA（冠脉造影）和功能成像（核素心肌灌注成像等）以及 ABI（踝肱指数）进行心血管风险评估。不推荐进行颈动脉超声内膜 – 中层厚度筛查来评估心血管疾病风险。生活方式的改变，首先推荐所有糖尿病和糖尿病前期患者戒烟。血糖控制以 HbA1c 为标准（＜ 7.0% 或＜ 53mmol/L），以预防糖尿病患者的大血管并发症。

2019 ESC 公布的室上性心动过速管理指南，推荐在不适当窦性心动过速的患者考虑使用依伐布雷定单药治疗或联合 β 受体阻滞剂治疗；伊布利特静脉注射可用于局部房性心动过速的急性治疗；体位性心动过速综合征可考虑使用伊伐布雷定治疗；局灶性房性心动过速可考虑伊伐布雷定联合 β 受体阻滞剂长期治疗；不伴有房颤的心房扑动患者应考虑进行抗凝治疗，但未考虑起始阈值；推荐伊布利特静脉注射，多非利特静脉注射或口服进行心房扑动的转复；在置入起搏器或除颤器的情况下建议采用高速心房起搏终止心房扑动；不推荐预激伴房颤患者静脉注射胺碘酮；无症状预激患者可考虑用 EPS 进行危险分层。

来自秘鲁的研究报道：盐替代降低了社区居民血压和高血压发病率，引起人们的关注，采用 75% 的钠和 25% 的钾组成混合盐食用，成本低廉，可被人们广泛接受，依从性好、获益巨大。HOPE-4 研究数据显示，非医师健康工作者推动的综合干预措施通过三个核心要素：社区筛查，检测，治疗和控制 CVD 风险因素，减少了 40% 以上的心血管疾病风险。

PURE 研究共分两部分内容，纳入了 5 个大洲 21 个高收入（HICs）、中等收入（MICs）和低收入国家（LICs）的 155 722 名既往无心血管病史的参试者，调查了 10 年内 14 个潜在的可干预危险因素与主要心血管病事件（心血管死亡、心肌梗死、脑卒中和心力衰竭）和死亡之间的关系。研究证明大多数心血管疾病和死亡可归因于少数常见的、可干预的危险因素。虽然一些危险因素具有全球性（如高血压和教育），但其他危险因素（如家庭空气污染和饮食不良）因国家的经济水平而异。低收入和中等收入国家受教育程度较低的人群心血管疾病的发病率和死亡率较高，但他们的整体风险因素概况较好，却也面临着医疗保健较差的现状。第二部分研究表明，虽然心血管疾病仍然是全球人口首要死因，但可能不会长期占据冠军，世界正在见证不同类别的非传染性疾病（NCD）之间新的流行病学转变，心血管疾病不再是高收入国家人群死亡的主要原因，2017 年癌症是全球第二大死亡原因，占所有死亡人数的 26%。但随着心血管疾病发病率持续下降，癌症可能在短短几十年内成为全球头号死因。

THEMIS-PCI 试验是替格瑞洛降低既往有冠状动脉介入史的糖尿病患者缺血事件发生风险的最大型国际抗栓研究之一，在既往有冠状动脉介入治疗史的稳定性冠心病合并糖尿病患者中，替格瑞洛联合阿司匹林治疗较阿司匹林单药治疗显著降低了患者的心脑血管事件发生率，虽然增加了主要出血风险，但临床净获益显著。研究结果提示，有冠状动脉介入治疗史的稳定性冠心病合并糖尿病的患者，如果能耐受较长时间双联抗血小板治疗，且缺血风险高而出血风险低，可延长替格瑞洛联合阿司匹林的双联抗栓治疗。

在 2019ESC 年会上，PARAGON-HF 试验结果正式公布，沙库巴曲/缬沙坦未能降低 HFpEF 患者的心血管死亡和总心力衰竭住院率，沙库巴曲/缬沙坦治疗与缬沙坦单药治疗在主要终点事件方面无显著统计学差异，但与缬沙坦相比，沙库巴曲/缬沙坦可以降低总的心力衰竭住院率，在平均射血分数较低（≤57%）及女性 HFpEF 患者中使用沙库巴曲/缬沙坦可以取得较多的临床获益，沙库巴曲/缬沙坦对于射血分数中间范围的心力衰竭患者可能具有潜在的临床价值。

DAPA-HF 试验入选了 4700 多例左心室射血分数 40% 或更低的心力衰竭患者，随机分配到达格列净治疗组和安慰剂组。入选者有或无 2 型糖尿病（排除 1 型糖尿病），观察应用降糖药物对心血管终点事件的影响，结果提示，在糖尿病或非糖尿病的患者中，达格列净均可降低心力衰竭和射血分数降低患者的死亡率和住院率，改善生活质量。

2019 ESC 公布的 COMPLETE 试验结果表明，在 STEMI 和多支冠状动脉病变患者中，完全血运重建与单纯 PCI 相比，可减少严重心血管事件。无论是发病早期、住院初期、还是出院后不久进行非罪犯血管 PCI，都显现出长期获益。

2019 年 ESC 大会上发布了 NZOTACS 试验结果：急性冠状动脉综合征患者吸氧治疗对 30 天死亡率的影响与保守方案相同。NZOTACS 试验入选了 10 000 多例急性冠状动脉综合征（ACS）患者，比较了高氧和保守氧治疗策略的结局。结果表明，血氧饱和度低于 95% 的急性冠状动脉综合征（ACS）患者可以从高流量氧治疗中获益，但血氧饱和度正常的患者则未能从常规高流量氧治疗中获益（虽然无害）。对于血氧饱和度低于正常水平（低于 95%）但高于当前推荐的氧饱和度（90%）的患者，高流量氧会改善预后。因此，应该监测氧饱和度，如果低于 95%，可以给予高氧治疗。ACS 患者补充氧曾是广泛默认的治疗策略，但越来越多的数据表明，如果患者没有低氧血症，补充氧治疗不但无益，甚至可能有害。AZOTACS 试验是迄今为止最大规模的氧疗试验，研究结果对临床具有重要的指导意义。

ISAR-REACT 试验比较了替格瑞洛与普拉格雷在计划行介入治疗的 ST 段抬高型心肌梗死或 ACS 患者的结局。这两种高强度抗血小板聚集药物曾在十几年前的 PLATO 试验和 TRITON-TIMI38 试验中各自与氯吡格雷进行过比较，但替格瑞洛与普拉格雷直接的头对头比较研究尚属首次。ISAR-REACT 试验在亚组中进行第二次随机分组，在介入治疗前或治疗后开始应用抗血小板药物。这项试验将回答两个问题：①哪种抗血小板药物更好？②替格瑞洛预处理是否有益？最后的研究结论普拉格雷在减少急性冠状动脉综合征患者介入治疗后的缺血性事件方面优于替格瑞洛，而且普拉格雷治疗不增加出血风险。

CONDI-2/ERIC-PPCI 试验，入选了 5413 例因 ST 段抬高型心肌梗死行 PCI 手术的患者，患者随机分为标准治疗加远端缺血调节组或单独标准治疗组。在救护车上或住院时进行远端缺血调节。使用右上臂上的自动压力套进行四个 5 分钟充气和 5 分钟放气循环，以使流入手臂的血液间歇性停止和恢复。到达医院后的标准治疗是根据包括抗栓治疗在内的现行指南，使用球囊扩张和支架置入开通血管，95% 以上的患者成功恢复血流灌注。CONDI-2/ERIC-PPCI 研究结果表明，远端缺血适应不能降低心肌梗死患者一年死亡率或心力衰竭风险。

HiSTORIC 试验的最新结果显示，心肌梗死早期标准排查流程可减少住院时间和入院次数，不会增加心脏不良事件。HiSTORIC 试验测试了快速流程的有效性和安全性，与标准治疗相比，该流程使用高敏心肌肌钙蛋白检测来排除心肌梗死，对患者和医疗体系的潜在好处非常可观。

2019 ESC 公布的 AFIRE 试验是新型口服抗凝药单药治疗与新型口服抗凝药联合一种抗血小板药物疗效与安全性比较的随机对照研究。结果表明，合并稳定型冠心病的 NVAF（非瓣膜性房颤）患者，利伐沙班单药抗凝的疗效不劣于利伐沙班联合一种抗血小板药物治疗，且利伐沙班单药抗凝治疗安全性更好。这一结果进一步支持了目前指南对房颤合并稳定型冠心病患者单用口服抗凝药治疗的推荐。

GALACTIC 试验入选了 779 例患者，探索了急性失代偿性心力衰竭减轻心脏后负荷的治疗策略。结果表明，与传统优化药物治疗相比，早期强化扩血管治疗不能显著改善患者预后、不能降低死亡率或心力衰竭再入院率。

MITRA-FR 试验是对二尖瓣反流患者为期 2 年的随访分析。在功能性二尖瓣反流的患者使用经导管的二尖瓣反流治疗与仅用药物治疗相比，主要终点没有获益。MITRA-FR 研究 2 年的研究结果表明：与标准药物治疗相比，经皮二尖瓣修复不会降低伴继发性二尖瓣反流的心力衰竭患者 2 年内的病死率和住院率。

BB-META-HF 研究是比较 β 受体阻滞剂与安慰剂的小型随机心力衰竭对照试验的荟萃分析，共涉及 18 240 例成人和儿童，亚组分析是研究的重点。BB-META-HF 研究是紧随观察性研究 SYNTAXES 的生存扩展研究，该研究追踪观察 SYNTAXES 入选患者的家族长达 10 年，Meta 分析结果显示，β 受体阻滞剂可以降低窦性心律的射血分数降低的心力衰竭（HFrEF）患者的死亡率，即使是在中度肾功能不全患者中也是如此。

DANAMI-2 试验报告了丹麦急性心肌梗死患者 PCI 与溶栓治疗后为期 16 年的随访结果，研究报告提示尽管有些患者在转运到具有介入导管治疗条件的医院时间延迟，但仍证明了初始 PCI 的治疗优势。STEMI 患者如果能在 2 小时内完成转运，应首选直接 PCI，而不是溶栓治疗。

ICD 在心力衰竭患者死亡风险一级预防中的应用不管何种病因，置入式心律转复除颤器（ICD）在心力衰竭患者中的价值最近受到了严格审查，指南中关于 ICD 的建议是基于先前的临床试验，与今天相比，当时心力衰竭药物治疗的可选择性较少，复杂程度较低。由此带来的问题是，当初进行试验的结果，是否在完全改变了心力衰竭治疗的背景下仍然有明确的获益。本届大会公布的 ICD 在心力衰竭患者死亡风险一级预防的结果支持目前 ESC 心力衰竭管理指南中 ICD 一级预防的相关推荐。

Swedenheart 注册研究分析，终点聚焦在冠状动脉旁路移植手术后的二级预防和长期死亡率。冠状动脉旁路移植术后需要用药多久？来自瑞典的 SWEDEHEART 的研究结果表明，他汀类药物，RAAS 抑制剂和血小板抑制剂分别降低了 44%、22% 和 26% 的死亡风险，但 β 受体阻滞剂的使用与死亡风险无明显相关。

DAPA-HF 试验评估了 SGLT2 抑制剂达格列净（Dapagliflozin）用于慢性射血分数降低的心力衰竭（HFrEF）患者的有效性和安全性，结果达到了预设的主要复合终点，心血管死亡或心力衰竭恶化显著减少，且具有统计学和临床意义。

ENTRUST-AF 试验，入选了 1500 例患者，比较了新型口服抗凝药依度沙班在接受 PCI 手术的心房颤动患者中与维生素 K 拮抗剂加抗血小板药物的主要安全性终点，即严重或临床相关的非严重出血。ENTRUST-AF PCI 试验结果显示，在接受 PCI 治疗的心房颤动患者中，与维生素 K 拮抗剂 + 双联抗血小板的三联抗栓方案相比，依度沙班 +P2Y$_{12}$ 受体抑制剂方案在出血并发症上不劣于三联方案，在降低缺血事件方面无显著差异。

RAPID-TnT 研究结果支持将 0/1 小时 hs-TnT 检测用于心肌梗死的早期诊断。经 hs-TnT 检测后排除心肌梗死的患者 30 天内死亡及心肌梗死发生率较低，可以早期出院。至于 0/1 小时早期检测能否改善 hs-TnT 对于心肌梗死的诊断能力，还需要进一步等待 12 个月的随访结果。根据 0/1 小时 hs-TnT 诊断标准而言，相当一部分患者接受了介入治疗，而这种治疗相关心肌损伤未来尚需进一步开展相关研究。

2019 ESC 大会内容精彩纷呈，全新的理念和众多的临床研究结果，将对推动全球的心血管疾病的深入研究和治疗起到重要的指导作用。

一、2019 ESC 临床指南

（一）2019 ESC 慢性冠状动脉综合征诊断和管理指南

欧洲心脏病学会（ESC）2019 年会发布了慢性冠状动脉综合征诊治指南，尽管疾病的命名有所变化，这一指南可以看作是对 2013 年发布的《稳定性冠状动脉疾病诊治指南》的更新。基于近年来发布的临床试验结果，这一指南对这些证据进行了梳理并对相应领域的推荐进行了如下更新：

1. 更新要点概览

（1）新概念：①用慢性冠状动脉综合征（CCS）代替稳定性冠心病。②这一变化强调了一个事实，即 CAD 的临床表现可分为急性冠状动脉综合征（ACS）或 CCS。冠心病是动脉粥样硬化斑块聚集和冠状动脉循环功能改变的一个动态过程。可通过生活方式、药物治疗和血运重建改变，导致疾病稳定或消退。③在当前的 CCS 指南中，确定了患者最常遇到的 6 种临床情况：a. 存在稳定型心绞痛和（或）憋气症状的可疑 CAD 患者；b. 有新发心力衰竭或左心室功能障碍的可疑 CAD 患者；c. 发生 ACS 1 年内无症状或仍有稳定型心绞痛症状，或近期经历血运重建的患者；d. 确诊或血运重建 > 1 年后无症状或有症状的患者；e. 怀疑血管痉挛性或微血管病变的心绞痛患者；f. 筛查发现 CAD 的无症状患者。④根据年龄、性别和症状性质，CAD 患者的验前概率（PTP）发生了很大程度的改变。此外，我们还引入了一个新短语"CAD 的临床可能性"也利用了各种 CAD 危险因素作为验前概率的修饰因素。在不同的患者组中应用不同的诊断测试来诊断或排除 CAD 也进行了更新。⑤该指南强调了健康的生活方式和其他预防措施在降低随后心血管疾病时间风险和死亡率方面的关键作用。

（2）新推荐：基本检查、诊断和风险评估：①心肌缺血的无创功能成像或冠状动脉 CTA 被推荐作为仅通过临床评估不能排除阻塞性 CAD 的症状性患者诊断冠心病的初步试验（Ⅰ）。②建议根据患者的 CAD 临床可能性、其他可能影响试验结果的患者特征、本单位特长和试验的可用性选择初始无创诊断试验（Ⅰ）。③如果冠状动脉 CTA 不能确诊冠心病或功能重要性不确定，推荐使用心肌缺血的功能成像评估（Ⅰ）。④有创血管造影被推荐作为诊断冠心病的一种替代方法，用于临床可能性高、症状严重、药物治疗无效的患者，或临床评估高危、轻微活动即可诱发症状的典型心绞痛患者。除非高度狭窄（如直径狭窄大于 90%），否则在血运重建前必须进行侵入性功能学评价以评估狭窄的功能学意义（Ⅰ）。⑤非侵入性检查诊断不确定的患者，应考虑应用有创冠状动脉造影结合有创功能评估来确诊冠心病（Ⅱa）。⑥如果另一项非侵入性检查不明确或无诊断性，冠状动脉 CTA 应被视为侵入性血管造影的替代方法（Ⅱa）。⑦当存在严重的冠状动脉钙化、心律失常、严重肥胖、无法配合屏气、或者因其他原因导致可能无法获得良好图像时，不建议使用冠状动脉 CTA（Ⅲ）。

（3）窦律的 CCS 患者抗栓治疗：①对于存在一项缺血事件高危因素并且无高出血风险的患者，可考虑在阿司匹林的基础上添加第二种抗血栓药物以进行长期的二级预防（Ⅱa）。②对于存在一项缺血事件中危因素并且无高出血风险的患者，可考虑在阿司匹林的基础上添加第二种抗血栓药物以进行长期的二级预防（Ⅱb）。

（4）心房颤动的 CCS 患者抗栓治疗：①对于符合 NOAC 适应证的心房颤动患者，在开始口服抗凝治疗时，建议使用 NOAC，而不是 VKA（Ⅰ）。②对于心房颤动和 CHA2DS2-VASc

评分≥2分的男性患者和评分≥3分的女性患者，建议长期应用NOAC或VKA（治疗窗内的时间>70%）口服抗凝治疗（Ⅰ）。③对于心房颤动和 CHA_2DS_2-VASc 评分≥1分的男性患者和评分≥2分的女性患者，可以考虑长期应用NOAC或VKA（治疗窗内的时间>70%）口服抗凝治疗（Ⅱa）。

（5）经皮冠状动脉介入术后心房颤动或其他具有口服抗凝指征患者的抗栓治疗：①对于符合NOAC适应证的患者，建议NOAC优于VKA与抗血小板治疗联合使用（阿哌沙班5mg，每日2次，达比加群150mg，每日2次，依度沙班60mg，每日1次，或利伐沙班20mg，每日1次）（Ⅰ）。②当使用利伐沙班且对高出血风险的担忧高于对支架血栓形成或缺血性卒中的担忧时，在联合的单抗血小板或双抗血小板治疗期间，应优先考虑利伐沙班15mg，每日1次，优于利伐沙班20mg，每日1次治疗（Ⅱa）。③当使用达比加群且对高出血风险的担忧高于对支架血栓形成或缺血性卒中的担忧时，在联合的单抗血小板或双抗血小板治疗期间，应优先考虑达比加群110mg，每日2次，优于达比加群150mg，每日2次治疗（Ⅱa）。④简单PCI后，如果支架血栓形成的风险较低，或者出血风险高于支架血栓形成的风险，可以考虑阿司匹林的早期停药（≤1周），口服抗凝药和氯吡格雷的联合治疗，无论使用何种支架（Ⅱa）。⑤当支架血栓形成的风险大于出血风险时，应考虑使用阿司匹林、氯吡格雷和口服抗凝药进行三联治疗≥1个月，总的三联治疗持续时间（≤6个月）根据这些风险的评估确定，并在出院时明确（Ⅱa）。⑥在有应用VKA与阿司匹林和（或）氯吡格雷联合用药适应证的患者中，VKA的剂量强度应谨慎调控INR在2.0～2.5，治疗窗内的时间>70%（Ⅱa）。⑦对于支架内血栓风险中高危的患者，可考虑使用口服抗凝药联合替格瑞洛或普拉格雷的双联治疗可被视为OAC、阿司匹林和氯吡格雷三联疗法的替代方案，无论使用何种支架（Ⅱb）。

（6）其他药物治疗：①在接受阿司匹林单药治疗、双联抗血小板或口服抗凝药单药治疗的胃肠道出血高危患者中，建议同时使用质子泵抑制剂（Ⅰ）。②降脂药物：如果最大耐受剂量的他汀类药物不能达到目标值，建议与依折麦布联合使用（Ⅰ）。③降脂药物：对于最大耐受剂量他汀类和依折麦布联合使用没有达到目标值的高危患者，建议与 PCSK9 抑制剂联合使用（Ⅰ）。④在心血管不良事件风险很高的 CCS 患者应考虑应用血管紧张素转化酶抑制剂（Ⅱa）。⑤糖尿病合并心血管疾病患者推荐使用葡萄糖钠联合转运蛋白 2 抑制剂恩格列净、坎格列净或达格列净（Ⅰ）。⑥糖尿病合并心血管疾病患者推荐使用胰高血糖素样肽 -1 受体激动剂（利拉鲁肽或索马鲁肽）（Ⅰ）。

（7）无症状人群的冠心病筛查：颈动脉超声 IMT 不推荐用于心血管风险评估（Ⅲ）。

（8）难治性心绞痛治疗方案建议：对最佳药物治疗和血运重建无效的心绞痛可考虑应用冠状窦收缩减径装置以改善症状（Ⅱb）。

（9）主要推荐的更改：①在选定的患者推荐运动心电图用来评估运动耐量、症状、心律失常、血压反应和事件风险（Ⅰ）。②无法应用其他非侵入性或侵入性影像检查时，可考虑应用运动心电图诊断或排除冠心病（Ⅱb）。③治疗中应考虑运动心电图评估症状和缺血的控制情况（Ⅱb）。④如果 β 受体阻滞剂和（或）非二氢吡啶类钙通道阻滞剂有禁忌，无法耐受或者无法有效控制心绞痛症状，可以考虑应用长效硝酸酯类作为二线治疗选择（Ⅱa）。⑤对于 β 受体阻滞剂，钙通道阻滞剂和长效硝酸酯无法耐受，有禁忌，或者无法有效控制心绞痛症状的患者，可以考虑应用尼可地尔、雷诺嗪、伊伐布雷定或曲美他嗪作为二线治疗选择，以减少心绞痛发作及改善运动耐量（Ⅱa）。⑥在选定的患者中，β 受体阻滞剂或钙通道阻断剂与二线药物（尼可地尔、雷诺嗪、伊伐布雷定或曲美他嗪）的联合应用可考虑根据心率、血压和耐受性作为一线治疗（Ⅱb）。⑦对于有持续症状，但是冠状动脉造影正常或者有中度狭窄但 iwFR/FFR 正常的病人应该考虑进行基于导丝的冠状动脉血流储备（CFR）和（或）微循环阻力测量（Ⅱa）。⑧冠状动脉造影正常或者有中度狭窄但 iwFR/FFR 正常的病人，可考虑冠状动脉造影时冠状动脉内给予乙酰胆碱，同时心电监护，以评估微血管痉挛（Ⅱb）。⑨经胸多普勒超声心动图对 LAD 测量，心脏磁共振和 PET 可考虑作为无创方法测量 CFR（Ⅱb）。

2. 有心绞痛和（或）呼吸困难，以及怀疑冠心病的患者

（1）基础生化检测在疑似冠心病患者早期诊断中的应用：① 如果评估提示临床不稳定或急性冠状动脉综合征，建议重复检测肌钙蛋白，最好使用高灵敏度或超灵敏度分析，以排除与急性冠状动脉综合征相关的心肌损伤（Ⅰ，A）。②建议对所有患者进行以下血液检查：全血细胞计数（包括血红蛋白）（Ⅰ，B），肌酐测定与肾功能评价（Ⅰ，A），血脂谱（包括 LDL-C）（Ⅰ，A）。③对于疑似和已确诊的慢性冠状动脉综合征患者，推荐利用 HbA1c 和空腹血糖水平进行 2 型糖尿病的筛查，当二者结果不确定时，加做口服葡萄糖耐量试验（Ⅰ，B）。④临床怀疑存在甲状腺异常时，推荐进行甲状腺功能的评估（Ⅰ，C）。

（2）静息心电图在疑似冠心病患者早期诊断中的应用：① 所有不存在明显非心脏原因的胸痛患者均推荐进行静息 12 导联心电图检查（Ⅰ，C）。②怀疑存在临床不稳定型的冠心病患者均推荐在心绞痛发作期间或发作刚刚结束后进行静息 12 导联心电图检查（Ⅰ，C）。③室上性心动过速患者的心电图 ST 段改变不应作为诊断冠心病的证据（Ⅲ，C）。

（3）动态心电图监测在疑似冠心病患者早期诊断中的应用：①推荐胸痛和可疑心律失常患者进行动态心电图监测（Ⅰ，C）。②疑似血管痉挛性心绞痛的患者应考虑记录动态心电图，最好是 12 导联心电图监测（Ⅱa，C）。③疑似慢性冠状动脉综合征的患者，

不应常规进行动态心电图监测（Ⅲ，C）。

（4）静息超声心动图和心脏磁共振检查在疑似冠心病患者早期诊断中的应用：①推荐所有患者进行经胸超声心动图检查以：a. 排除引起心绞痛的其他原因；b. 发现室壁节段性运动异常，提示冠心病；c. 测量 LVEF 值，用于危险分层；d. 评价心脏舒张功能（Ⅰ，B）。②对于既往无已知粥样硬化性疾病病史的疑似慢性冠状动脉综合征的患者，应考虑进行颈动脉超声检查有无斑块，并由经验丰富的医师完成（Ⅱa，C）。③超声心动图检查结果不确定的患者，可以考虑进行心脏磁共振检查（Ⅱb，C）。

（5）胸部 X 线片在疑似冠心病患者早期诊断中的应用：对于症状不典型、存在心力衰竭体征和症状以及疑有肺部疾病的患者，推荐进行胸部 X 线片检查（Ⅰ，C）。

（6）诊断性影像学检查在疑似冠心病的有症状的患者早期诊断中的应用：①对于临床评估无法排除阻塞性冠心病的有症状的患者，推荐使用评价心肌缺血的非侵入性功能成像方法或冠状动脉 CTA 作为诊断冠心病的初始检查方法（Ⅰ，B）。②推荐根据冠心病的临床可能性和影响检查结果的其他患者特征、当地临床经验以及检查的可行性，选择初始的非侵入性诊断检查方法（Ⅰ，C）。③当冠状动脉 CTA 显示冠心病的功能意义不确定或不具诊断价值时，推荐进行心肌缺血的功能性成像（Ⅰ，B）。④对于临床高度怀疑、症状严重且药物治疗效果不理想或在低运动水平下出现典型心绞痛症状和临床评估提示高风险的患者，推荐进行侵入性血管造影检查。必须进行侵入性功能性评估，并用于血运重建前的管腔狭窄的评价，除非狭窄程度非常严重（直径狭窄率＞90%）（Ⅰ，B）。⑤对于非侵入性检查结果不明确的患者，为明确冠心病的诊断应进行侵入性血管造影和功能评价（Ⅱa，B）。⑥如果其他非侵入性检查结果不明确或无诊断价值，冠状动脉 CTA 可作为侵入性血管造影的替代检查（Ⅱa，C）。⑦冠状动脉广泛钙化、心律不规则、严重肥胖、无法配合屏气指令或存在其他影响良好图像成像的情况下，不推荐进行冠状动脉 CTA 检查（Ⅲ，C）。⑧不推荐使用 CT 评价冠状动脉钙化情况以识别阻塞性冠心病患者（Ⅲ，C）。

（7）运动心电图在疑似冠心病患者早期诊断中的应用：①推荐将运动心电图用于选定的患者运动耐量、症状、心律失常、血压反应和发生心血管事件风险的评估（Ⅰ，C）。②非侵入性成像检查无法进行时，运动心电图可作为诊断和排除冠心病的替代检查方法（Ⅱb，B）。③治疗中的患者可通过运动心电图评价其临床症状和缺血的控制情况（Ⅱb，C）。④静息心电图 ST 段压低超过 0.1mV 或正在进行洋地黄治疗的患者，不推荐以诊断为目的进行运动心电图检查（Ⅲ，C）。

（8）风险评估：①推荐根据临床评估和用于诊断冠心病的初始诊断性检查结果进行危险分层（Ⅰ，B）。②推荐使用静息超声心动图对所有疑似冠心病的患者进行左心室功能的量化评价（Ⅰ，C）。③对于疑似或新诊断的冠心病患者，进行危险分层最好使用负荷成像或冠状动脉 CTA（在当地临床经验和检查可行性允许的前提下），或者选择运动负荷心电图（在患者可以进行大量运动，并且可以在心电图上识别缺血改变的前提下）（Ⅰ，B）。④对于临床特征高风险的有症状的患者，推荐使用侵入性血管造影联合侵入性生理学指标（FFR）进行心血管事件危险分层，特别是当症状对药物治疗反应不佳而血运重建可以改善预后时（Ⅰ，A）。⑤对于轻症或无症状患者，如果非侵入性危险分层提示高风险，并且考虑进行血运重建改善预后时，推荐进行侵入性血管造影联合侵入性生理学指标（FFR/iwFR）（Ⅰ，A）。⑥非侵入性检查结果不明确或不一致时，侵入性血管造影联合侵入性生理学指标（FFR）可用于危险分层（Ⅱa，B）。⑦能够进行冠状动脉 CTA 进行危险分层的情况下，对于很少（没有）症状的患者在转诊行侵入性冠状动脉造影检查前，应加做负荷成像（Ⅱa，

B）。⑧超声心动图对整体纵向应变的评估为左心室射血分数提供了更多的信息，当 LVEF 大于 35% 时可以考虑进行（Ⅱb，B）。⑨左主干临界狭窄的病变可考虑进行血管内超声检查进行危险分层（Ⅱb，B）。⑩不推荐单独使用侵入性冠状动脉造影进行危险分层（Ⅲ，C）。

（9）生活方式管理：①除了适当的药物治疗外，建议改善生活方式（Ⅰ，A）。②建议通过认知行为干预帮助患者获得健康的生活方式（Ⅰ，A）。③以锻炼为基础的心脏康复是慢性冠状动脉综合征患者实现健康生活方式和控制危险因素的有效手段（Ⅰ，A）。④推荐纳入多学科健康管理专业人士（心脏医师、全科医师、护士、营养师、理疗师、心理学家和药剂师）（Ⅰ，A）。⑤心理干预可用于慢性冠脉综合征患者抑郁症状的改善（Ⅱ，B）。⑥推荐慢性冠状动脉综合征的患者，尤其是老年患者，每年接种流感疫苗（Ⅰ，B）。

（10）慢性冠状动脉综合征患者抗缺血的药物治疗：①有症状患者的药物治疗需要使用一种或多种药物缓解心绞痛 / 心肌缺血，并联合使用预防心血管事件发生的药物（Ⅰ，C）。②推荐对患者进行疾病、风险因素和治疗策略的教育（Ⅰ，C）。③及时回顾患者对药物治疗的反应（如开始用药 2～4 周后）（Ⅰ，C）。④缓解心绞痛 / 心肌缺血推荐使用短效硝酸盐即刻缓解劳力性心绞痛（Ⅰ，B）。⑤一线治疗是指使用 β 受体阻滞剂和（或）钙离子通道拮抗剂控制心率和症状（Ⅰ，A）。⑥ β 受体阻滞剂或钙离子通道拮抗剂不能成功控制心绞痛症状时，应考虑使用 β 受体阻滞剂联合二氢吡啶类钙离子通道拮抗剂（Ⅱa，C）。⑦可以考虑将 β 受体阻滞剂联合二氢吡啶类钙离子通道拮抗剂作为初始一线治疗（Ⅱa，B）。⑧长效硝酸盐可作为二线治疗药物，用于 β 受体阻滞剂和（或）非二氢吡啶类钙离子通道拮抗剂初始治疗有禁忌证、耐受性差或心绞痛症状控制不佳的患者（Ⅱa，B）。⑨使用长效硝酸盐过程中，应间断使用无硝酸盐或低剂量硝酸盐以减少耐药（Ⅱa，B）。⑩尼可地尔、雷诺嗪、伊伐布雷定或曲美他嗪可作为减少心绞痛发作频率和提高运动耐量的二线治疗药物，用于β受体阻滞剂、钙离子通道拮抗剂和长效硝酸盐类药物无法耐受、有禁忌证或症状控制不佳者（Ⅱa，B）。⑪基础心率低或血压低者，雷诺嗪或曲美他嗪可作为减少心绞痛发作频率和提高运动耐量的一线治疗用药（Ⅱb，C）。⑫在选定的患者中，综合考虑患者的心率、血压和耐受性，可将β受体阻滞剂或钙离子通道拮抗剂联合二线用药（雷诺嗪、尼可地尔、伊伐布雷定和曲美他嗪）作为一线治疗方案（Ⅱb，B）。⑬不推荐肥厚型梗阻性心肌病或联合使用磷酸二酯酶抑制剂的患者使用硝酸盐（Ⅲ，B）。

（11）预防心血管事件的推荐

①窦性心律的慢性冠状动脉综合征患者的抗血栓治疗：a.既往有心肌梗死或血运重建病史的患者，推荐阿司匹林75～100mg/d（Ⅰ，A）。b.氯吡格雷75mg/d可作为不耐受阿司匹林的患者的替代治疗（Ⅰ，B）。c.对于有外周血管疾病，缺血性卒中或者短暂性脑缺血发作病史的有或无症状患者氯吡格雷75mg/d可能优于阿司匹林（Ⅱb，B）。d.既往无心肌梗死或血运重建病史但影像学确诊冠心病的患者，可考虑阿司匹林75～100mg/d（Ⅱb，C）。e.对于存在一项缺血事件高危因素并且无高出血风险的患者，可考虑在阿司匹林的基础上添加第二种抗血栓药物以进行长期的二级预防（Ⅱa，A）。f.对于存在一项缺血事件中危因素并且无高出血风险的患者，可考虑在阿司匹林的基础上添加第二种抗血栓药物以进行长期的二级预防（Ⅱb，A）。

②窦性心律的慢性冠状动脉综合征患者PCI术后的抗血栓治疗：a.支架置入术后推荐阿司匹林75～100mg/d（Ⅰ，A）。b.在阿司匹林的基础上，支架置入术后6个月内（不考虑支架类型）推荐适当负荷剂量（如600mg或者＞5天的维持治疗）基础上使用氯吡格雷75mg/d，除非存在危及生命的出血风险或发生危

及生命的出血，氯吡格雷疗程可缩短至 1 ～ 3 个月（Ⅰ，A）。c. 对于存在危及生命的出血高风险的患者，支架置入术后 3 个月内可考虑适当负荷剂量（如 600mg 或者 > 5 天的维持治疗）基础上使用氯吡格雷 75mg/d（Ⅱa，A）。d. 对于存在危及生命的出血极高风险的患者，支架置入术后可考虑适当负荷剂量（如 600mg 或者 > 5 天的维持治疗）基础上使用氯吡格雷 75mg/d 1 个月（Ⅱb，C）。e. 对于择期支架术后高血栓风险（支架置入不良或其他手术操作因素导致支架血栓高风险）或者因为阿司匹林不耐受无法进行双联抗血小板治疗的患者可考虑应用普拉格雷或替格瑞洛至少作为初始治疗（Ⅱb，C）。

③合并心房颤动的慢性冠脉综合征患者的抗栓治疗：a. 适合新型口服抗凝药的心房颤动患者，开始口服抗凝药治疗时，推荐使用新型口服抗凝药优于维生素 K 拮抗剂（Ⅰ，A）。b. 对于心房颤动和 CHA2DS2-VASc 评分 ≥ 2 分的男性患者和评分 ≥ 3 分的女性患者，建议长期应用 NOAC 或 VKA（治疗窗内的时间 > 70%）口服抗凝治疗（Ⅰ，A）。c. 对于心房颤动和 CHA2DS2-VASc 评分 ≥ 1 分的男性患者和评分 ≥ 2 分的女性患者，可以考虑长期应用 NOAC 或 VKA（治疗窗内的时间 > 70%）口服抗凝治疗（Ⅱa，B）。d. 对于心房颤动合并心肌梗死病史、再发缺血事件高危但没有出血高危因素的患者可考虑在长期口服抗凝治疗基础上加用阿司匹林每日 75 ～ 100mg（或氯吡格雷每日 75mg）（Ⅱb，B）。

④心房颤动或其他口服抗凝药治疗适应证患者 PCI 术后的抗血栓治疗：a. 推荐接受冠脉支架置入术的患者围手术期服用阿司匹林和氯吡格雷（Ⅰ，C）。b. 对于符合 NOAC 适应证的患者，建议 NOAC 优于 VKA 与抗血小板治疗联合使用（阿哌沙班 5mg，每日 2 次，达比加群 150mg，每日 2 次，依度沙班 60mg，每日 1 次，或利伐沙班 20mg，每日 1 次）（Ⅰ，A）。c. 当使用利伐沙班且对高出血风险的担忧高于对支架血栓形成或缺血性卒中的担

忧时，在联合的单抗血小板或双抗血小板治疗期间，应优先考虑利伐沙班 15mg，每日 1 次，优于利伐沙班 20mg，每日 1 次治疗（Ⅱa，B）。d. 当使用达比加群且对高出血风险的担忧高于对支架血栓形成或缺血性卒中的担忧时，在联合的单抗血小板或双抗血小板治疗期间，应优先考虑达比加群 110mg，每日 2 次，优于达比加群 150mg，每日 2 次治疗（Ⅱa，B）。e. 简单 PCI 后，如果支架血栓形成的风险较低，或者出血风险高于支架血栓形成的风险，可以考虑阿司匹林的早期停药（≤ 1 周），口服抗凝药和氯吡格雷的联合治疗，无论使用何种支架（Ⅱa，B）。f. 当支架血栓形成的风险大于出血风险时，应考虑使用阿司匹林、氯吡格雷和口服抗凝药进行三联治疗≥ 1 个月，总的三联治疗持续时间（≤ 6 个月）根据这些风险的评估确定，并在出院时明确（Ⅱa，C）。g. 在有应用 VKA 与阿司匹林和（或）氯吡格雷联合用药适应证的患者中，VKA 的剂量强度应谨慎调控 INR 在 2.0 ～ 2.5，治疗窗内的时间 > 70%（Ⅱa，B）。h. 对于支架内血栓风险中高危的患者，可考虑使用口服抗凝药联合替格瑞洛或普拉格雷的双联治疗可被视为 OAC、阿司匹林和氯吡格雷三联疗法的替代方案，无论使用何种支架（Ⅱb，C）。i. 不推荐将替格瑞洛或普拉格雷与阿司匹林和口服抗凝药联合作为三联抗血栓治疗的一部分（Ⅲ，C）。

⑤质子泵抑制剂的使用：在接受阿司匹林单药治疗、双联抗血小板治疗或口服抗凝药单药治疗的消化道出血高危患者中，建议同时使用质子泵抑制剂（Ⅰ，A）。

⑥降脂药：a. 所有慢性冠状动脉综合征患者均推荐使用他汀类药物（Ⅰ，A）。b. 如果最大耐受剂量的他汀类药物不能达到降脂目标，推荐联合使用依折麦布（Ⅰ，B）。c. 如果最大耐受剂量的他汀类药物和依折麦布不能达到降脂目标的高风险患者，推荐联合使用 PCSK9 抑制剂（Ⅰ，A）。

⑦ ACEI：a. 在存在其他情况时（如心力衰竭、高血压或糖

尿病）使用 ACEI（或 ARB）类药物（Ⅰ，A）。b. 在心血管事件极高危的 CCS 患者应考虑 ACEI 类药物治疗（Ⅱa，A）。

⑧其他药物：a. 左心室功能障碍或收缩性心衰的患者推荐使用 β 受体阻滞剂（Ⅰ，A）。b. 有 ST 段抬高型心肌梗死病史的患者，应考虑长期口服 β 受体阻滞剂（Ⅱa，B）。

3. 缺血性心肌病和左心室收缩功能障碍所致的慢性冠状动脉综合征和症状性心力衰竭患者的一般推荐

（1）药物治疗：①有肺部或全身淤血体征的有症状的患者，推荐使用利尿剂缓解心力衰竭症状（Ⅰ，B）。② β 受体阻滞剂是治疗的重要组成部分，它在缓解心绞痛和降低心力衰竭发病率和死亡率方面均有疗效（Ⅰ，A）。③推荐将 ACEI 用于心肌梗死后症状性心力衰竭或无症状左心室功能障碍的患者，改善症状，降低发病率和死亡率（Ⅰ，A）。④对于不能耐受 ACEI 或血管紧张素受体 – 脑啡肽酶抑制剂的患者，在积极药物治疗下仍持续存在症状的患者，可将 ARB 作为替代药物（Ⅰ，B）。⑤在充分使用 ACEI 和 β 受体阻滞剂降低发病率和死亡率的情况下仍有症状的患者推荐使用盐皮质激素受体拮抗剂（Ⅰ，A）。⑥应考虑使用短效口服或经皮硝酸盐类药物（有效治疗心绞痛，对于心力衰竭患者安全）（Ⅱa，A）。⑦对于窦性心律、LVEF ≤ 35%、静息心率 > 70 次 / 分的患者，在充分使用 β 受体阻滞剂、ACEI 和盐皮质激素受体拮抗剂情况下仍有症状时，可使用伊伐布雷定以降低发病率和死亡率（Ⅱa，B）。⑧无法耐受 β 受体阻滞剂的心力衰竭患者，可使用氨氯地平缓解心绞痛，其在心力衰竭患者中的应用是安全的（Ⅱb，B）。

（2）器械治疗、合并症和血运重建：①对于需要起搏的心力衰竭和伴有高度房室传导阻滞的心动过缓患者，推荐应用心脏再同步化治疗起搏器，而非右心室起搏（Ⅰ，A）。②对于有记录的、可引起血流动力学不稳定的室性心律失常患者，以及症状性心力衰竭和左心室射血分数 ≤ 35% 的患者，推荐使用置入式心律转复除颤器（二级预防），以降低猝死和全因死亡的风险（Ⅰ，A）。③对于窦性心律伴有 QRS 间期 ≥ 150 毫秒，且 QRS 波形呈左束支传导阻滞图形、左心室射血分数 ≤ 35% 的症状性心力衰竭患者，在积极药物治疗的同时，推荐使用心脏再同步化治疗改善症状，降低发病率和死亡率（Ⅰ，A）。④对于窦性心律伴有 QRS 间期 130 ～ 149 毫秒，且 QRS 波形呈左束支传导阻滞图形、左心室射血分数 ≤ 35% 的症状性心力衰竭患者，在积极药物治疗的同时，推荐使用心脏再同步化治疗改善症状，降低发病率和死亡率（Ⅰ，B）。⑤建议进行全面的风险评估和多学科管理，包括治疗高血压、高脂血症、糖尿病、贫血和肥胖等主要合并症，以及戒烟和改变生活方式（Ⅰ，A）。⑥在抗心绞痛药物治疗的情况下仍有持续存在的心绞痛时，推荐进行心肌血运重建（Ⅰ，A）。

4. 长期诊断为慢性冠状动脉综合征的患者

（1）无症状患者：①建议患者定期随诊以评估风险状况的潜在改变，包括改变生活方式措施的临床评估、心血管事件危险因素目标的依从，以及可能对治疗和结局有影响的合并症的发生（Ⅰ，C）。②对于接受药物治疗的轻度或无症状患者，如果非侵入性危险分层提示高风险，且拟行血运重建改善预后者，推荐性侵入性冠状动脉造影（必要时 FFR）（Ⅰ，C）。③对于明确的冠心病患者，不推荐将冠状动脉 CTA 作为随访常规检查（Ⅲ，C）。④不推荐以单纯危险分层为目的的侵入性冠状动脉造影（Ⅲ，C）。

（2）有症状患者：①对于无法用可逆性原因（如长期心动过速或心肌炎）解释的左心室收缩功能恶化的患者，推荐重新评估冠心病状态（Ⅰ，C）。②新发或症状加重的患者应进行危险分层，最好使用负荷成像或运动负荷心电图检查（Ⅰ，B）。③症状严重恶化的患者应尽快转诊评估（Ⅰ，C）。④推荐将侵入性冠状动脉造影（必要时 FFR/iwFR）用于严重冠心病患者的危险分层，尤其是症状对药物治疗无效或患者具有高风险临床特征时（Ⅰ，C）。

5. 心外膜冠状动脉无阻塞性病变的心绞痛患者

（1）疑似微血管性心绞痛患者的检查：①对于有持续症状，血管造影提示冠状动脉正常或中度狭窄，且 iwFR/FFR 保留的患者，应进行经导丝冠状动脉血流储备和微循环阻力的测量（Ⅱa，B）。②血管造影提示冠状动脉正常或中度狭窄，且 iwFR/FFR 保留的患者，可在血管造影过程中进行冠状动脉内注射乙酰胆碱激发试验，监测心电图，评估微血管痉挛（Ⅱb，B）。③经胸多普勒超声检查左前降支、心脏磁共振和正电子发射断层扫描可作为冠脉血流储备的非侵入性评估方法（Ⅱb，B）。

（2）疑似血管痉挛性心绞痛患者的检查：①推荐于心绞痛发作时进行心电图检查（Ⅰ，C）。②对于有特征性间歇性静息心绞痛和 ST 段改变，且能够通过硝酸盐和（或）钙离子拮抗剂缓解的患者，推荐进行侵入性血管造影或冠状动脉 CTA 检查以明确潜在冠状动脉疾病的程度（Ⅰ，C）。③在没有心率加快的情况下，应进行动态 ST 段监测以明确 ST 段的改变（Ⅱa，C）。④冠状动脉造影结果正常或为非阻塞性病变，且临床症状符合冠状动脉痉挛表现的患者，可进行冠状动脉内激发试验以诊断冠状动脉痉挛，并明确痉挛的部位和方式（Ⅱa，B）。

6. 无症状者的冠心病筛查

（1）对于年龄大于 40 岁、无心血管疾病、糖尿病、慢性肾脏病或家族性高胆固醇血症的无症状者，推荐使用风险评估系统（如 SCORE）进行风险的总体评估（Ⅰ，C）。

（2）早发性心血管病家族史［定义为致命或非致命性心血管事件和（或）一级亲属男性 55 岁之前、女性 65 岁之前已明确诊断的心血管疾病］的评估推荐作为心血管事件风险评估的一部分（Ⅰ，C）。

（3）推荐所有一级亲属有早发性心血管病家族史的年龄小于 50 岁者利用有效的临床评分进行家族性高胆固醇血症的筛查

（Ⅰ，B）。

（4）CT检测冠状动脉钙化评分可作为无症状患者心血管事件风险评估的调节剂（Ⅱb，B）。

（5）超声检测颈动脉粥样硬化斑块可作为无症状患者心血管事件风险评估的调节剂（Ⅱb，B）。

（6）踝肱指数可作为心血管事件风险评估的调节剂（Ⅱb，B）。

（7）对于无症状的高风险患者（糖尿病、冠心病家族史或既往风险评估提示冠心病高风险），应进行功能性成像或冠状动脉CTA进行风险评估（Ⅱb，C）。

（8）对于无症状者（包括久坐不动者考虑开始进行高强度锻炼计划时），应进行符合心电图检查进行风险评估，尤其是当关注非心电图指标（如运动耐量）时（Ⅱb，C）。

（9）不推荐颈动脉超声测量内中膜厚度用于心血管事件的危险分层（Ⅲ，A）。

（10）在低风险、无糖尿病的无症状成年人中，没有行冠状动脉CTA或功能成像对缺血进一步诊断和评估的指征（Ⅲ，C）。

（11）不推荐常规进行血生物标志物的检查用于心血管事件的危险分层（Ⅲ，B）。

7. 合并特定临床情况的慢性冠状动脉综合征

（1）慢性冠状动脉综合征患者高血压的治疗：①诊室血压的控制目标：一般情况下收缩压120～130mmHg，年龄大于65岁的老年人收缩压130～140mmHg（Ⅰ，A）。②近期出现心肌梗死的高血压患者，推荐β受体阻滞剂和RAS阻滞剂（Ⅰ，A）。③有症状的心绞痛患者，推荐β受体阻滞剂和（或）钙离子通道拮抗剂（Ⅰ，A）。④ 不推荐ACEI和ARB联合使用（Ⅲ，A）。

（2）慢性冠状动脉综合征合并瓣膜病：①在瓣膜手术前存在下列任一情况者推荐进行侵入性冠状动脉造影检查：心血管病病史、疑似心肌缺血、左心室收缩功能障碍、年龄大于40岁的男性和绝经后女性、一个或多个心血管危险因素（Ⅰ，C）。②推荐使用侵入性冠状动脉造影评估中－重度功能性二尖瓣反流（Ⅰ，C）。③对于存在严重心脏瓣膜病而合并冠心病可能性较低的患者，在进行瓣膜病介入治疗前，冠状动脉 CTA 可以作为冠状动脉造影的替代检查方法（Ⅱa，C）。④接受经导管主动脉瓣置入术治疗，且冠状动脉近段直径狭窄率大于 70% 者，应考虑 PCI 治疗（Ⅱa，C）。⑤对于严重心脏瓣膜病患者，不应将负荷试验作为发现冠心病的常规检查，因其诊断率低且具有潜在风险（Ⅲ，C）。

（3）慢性冠状动脉综合征合并有活性的恶性肿瘤：①治疗策略应考虑以下因素：预期寿命、例如血小板减少等其他合并症、血栓形成风险增加，以及慢性冠状动脉综合征治疗用药和抗肿瘤药物间潜在的相互作用（Ⅰ，C）。②对于存在有活性的恶性肿瘤且身体一般情况较差的患者，如果心脏疾病症状很明显，有血运重建的指征时，推荐采用创伤最小的治疗方法（Ⅰ，C）。

（4）慢性冠状动脉综合征合并糖尿病：①将危险因素（血压、LDL-C 和 HbA1c）控制在目标水平（Ⅰ，A）。②对于合并糖尿病的无症状者，推荐定期进行静息心电图检查有无心电传导异常、心房颤动和静息性心肌梗死（Ⅰ，C）。③推荐使用 ACEI 类药物预防心血管事件发生（Ⅰ，B）。④推荐使用钠－葡萄糖共转运蛋白 2 抑制剂（恩格列净、坎格列净或达格列净）（Ⅰ，A）。⑤推荐使用胰高血糖素样肽 -1 受体激动剂（利拉鲁肽或索马鲁肽）（Ⅰ，A）。⑥对于合并糖尿病、年龄大于 40 岁的无症状者，可以考虑行功能成像或冠状动脉 CTA 进一步进行心血管事件风险评估（Ⅱb，B）。

（5）慢性冠状动脉综合征合并慢性肾脏病：①将危险因素控制在目标水平（Ⅰ，A）。②应特别注意慢性冠状动脉综合征治疗过程中经肾排泄药物的剂量调整（Ⅰ，C）。③建议严重慢性肾脏病并且仍有自主尿量的患者尽量减少碘造影剂的使用，以免病情进一步恶化（Ⅰ，B）。

（6）慢性冠状动脉综合征的老年患者：①应特别注意老年患者的药物副作用、不耐受和用药过量（Ⅰ，C）。②老年患者推荐使用药物洗脱支架（Ⅰ，A）。③老年患者推荐使用桡动脉入路，以减少穿刺部位相关出血并发症（Ⅰ，B）。④诊断和血运重建的决策选择时应综合考虑患者的症状、缺血严重程度、身体一般情况、预期寿命和合并症（Ⅰ，C）。

（7）慢性冠状动脉综合征与性激素水平：不推荐绝经后女性通过激素替代治疗降低风险（Ⅲ，C）。

（8）顽固性心绞痛的治疗选择：①对于优化药物治疗及血运重建策略无效的患者可考虑应用增强型体外反搏以改善症状（Ⅱb，B）。②对于优化药物治疗和血运重建无效的心绞痛可考虑应用冠状窦收缩减径装置以改善症状（Ⅱb，B）。③对于优化药物治疗及血运重建策略无效的患者可考虑应用脊髓电刺激以改善症状和生活质量（Ⅱb，B）。④对于优化药物治疗及血运重建策略无效的患者，不推荐经心肌激光打孔方式的血运重建（Ⅲ，A）。

（北京清华长庚医院　周博达　薛亚军　缪国斌）

（二）2019 ESC 血脂管理指南

北京时间 8 月 31 日，2019 版 ESC 和 EAC 血脂管理指南正式发布于 *European Heart Journal*，该指南在 2016 年指南的基础上，依据近 3 年来新的研究结果进行了第一次更新。新的研究结果表明 LDL-C 和富含胆固醇的载脂蛋白在动脉壁的蓄积是启动动脉粥样硬化的关键，在他汀治疗基础上加用依折麦布或者 PCSK9 单克隆抗体能进一步降低 LDL-C 水平，从而进一步降低 ASCVD 风险，并且这种风险降低与 LDL-C 绝对值降低幅度呈正相关。而增加 HDL-C 方面，目前的临床研究表明并不能降低

ASCVD 风险。

1. 在降血脂目标上

（1）对于极高危患者的二级预防，建议 LDL-C 水平比基线降低 ≥ 50% 且 LDL-C 水平 < 1.4mmol/L（< 55mg/dl）（Ⅰ，A）。

（2）对于极高危患者［FH（家族性高胆固醇血症）除外］的一级预防，建议 LDL-C 水平比基线降低 ≥ 50% 且 LDL-C 水平 < 1.4mmol/L（< 55mg/dl）（Ⅰ，C）。

（3）对于极高危 FH 患者的一级预防，建议 LDL-C 水平比基线降低 ≥ 50% 且 LDL-C 水平 < 1.4mmol/L（< 55mg/dl）（Ⅱa，C）。

（4）已经接受最大耐受剂量他汀治疗的 ASCVD 患者，若 2 年内再发血管事件（可与第一次事件不同），可考虑将 LDL-C 降至 < 1.0mmol/L（40mg/dl）（Ⅱb，B）。

（5）对于高危患者，建议 LDL-C 水平比基线降低 ≥ 50% 且 LDL-C 水平 < 1.8mmol/L（< 70mg/dl）（Ⅰ，A）。

（6）对于中危患者，建议 LDL-C 降至 < 2.6mmol/L（100mg/dl）（Ⅱa，A）。

（7）对于低危患者，建议 LDL-C 降至 < 3.0mmol/L（116mg/dl）（Ⅱb，A）。

2. 同时此次指南更新做出了新的推荐 具体如下。

（1）评估 ASCVD 风险的心血管影像学检查（Ⅱa，B）：①在低（中）危患者中应考虑通过动脉超声评估动脉（颈动脉和或股动脉）斑块负荷作为风险评估因素；②在无症状的低（中）危患者中应考虑通过 CT 的 CAC 评分系统评估心血管风险。

（2）Lp（a）在 CVD 风险评估中的作用（Ⅱa，C）：在每个成人一生中至少需检查 1 次 Lp（a）水平以鉴定出遗传性高 Lp（a）> 180mg/dl（> 430nmol/L）患者，其 ASCVD 的终身患病风险等同于杂合性家族高胆固醇血症患者。

（3）高三酰甘油血症患者的药物治疗（Ⅱ，B）：在 TG

1.5～5.6mmol/L（135～499mg/dl）的 ASCVD 评分高风险（及以上）患者，应考虑应用 n-3 PUFAs 联合他汀治疗。

（4）杂合性家族高胆固醇血症患者治疗（Ⅱa，C）：在极高危风险的杂合性家族高胆固醇血症患者的一级预防中，应考虑将 LDL-C 较基础水平降低 ≥ 50% 以及 LDL-C 绝对值 < 1.4mmol/L 作为治疗目标。

（5）老年人血脂治疗目标：①对于年龄 ≤ 75 岁的老年人推荐应根据危险分级应用他汀药物进行一级预防（Ⅰ，A）。②对于年龄 > 75 岁的老年人推荐对危险分级高危及高危以上的患者起始他汀药物进行一级预防治疗（Ⅱb，B）。

（6）合并糖尿病血脂异常治疗：①极高危的 2 型糖尿病患者，推荐 LDL-C 较基线降低 50% 且 LDL-C 降至 < 1.4mmol/L（55mg/dl）（Ⅰ，A）。②高危的 2 型糖尿病患者，推荐 LDL-C 较基线降低 50% 且 LDL-C 降至 < 1.8mmol/L（70mg/dl）（Ⅰ，A）。③推荐高危或极高危 1 型糖尿病患者使用他汀类药物治疗（Ⅰ，A）。④在联合用药之前考虑他汀类药物强化治疗，如果未能达到目标值，考虑他汀类药物联合依折麦布（Ⅱa，B）。⑤不推荐考虑妊娠或者未采取有效避孕措施的绝经前糖尿病女性使用他汀类药物治疗（Ⅲ，C）。

（7）急性冠状动脉综合征（ACS）患者降脂治疗：对于有 ACS 的患者，在最大耐受剂量他汀类药物和依折麦布治疗下，LDL-C 水平仍未达目标值，应考虑在 ACS 发生后早期（如果可能，在住院期间使用）使用 PCSK9 抑制剂（Ⅱa，A）。

3. 与 2016 年指南相比更新点

（1）ApoB 可用于 CVD 风险评估（Ⅰ，C）：ApoB 推荐用于危险评估，尤其是在高三酰甘油，糖尿病，肥胖或点血综合征，或极低 LDL-C 的人群中。在这类患者中，作为首次检测筛查，ApoB 可以用作 LDL-C 的替代选择，并且优于 non-HDL-C。

（2）降低 LDL-C 的药物治疗：①如果最大可耐受剂量他汀

类药物仍不能使 LDL 达标，推荐联合应用依折麦布（Ⅰ，B）。②二级预防中，极高危患者在联合应用最大可耐受强度他汀和依折麦布后 LDL-C 仍不达标，推荐联合应用 PCSK9 抑制剂（Ⅰ，A）。③极高危的 FH 病人（存在 ASCVD 或其他主要危险因子）在联合应用最大可耐受强度他汀和依折麦布后 LDL-C 仍不达标，推荐联合应用一种 PCSK9 抑制剂（Ⅰ，C）。

（3）高三酰甘油血症患者的药物治疗：高风险的高三酰甘油血症（TG > 2.3mmol/L，200mg/dl）人群中，他汀类药物推荐作为降低 CVD 风险的首选药物（Ⅰ，B）。

（4）杂合型家族性高胆固醇血症病人的治疗：① FH 合并 ASCVD 的极高危患者，建议降脂目标为 LDL-C 较基线降低 ≥ 50%，LDL-C 水平 < 1.4mmol/L（< 55mg/dl），如果无法达标，建议使用联合治疗方法（Ⅰ，C）。②如果使用最大耐受剂量他汀联合依折麦布后，仍然无法使极高危 FH 患者达到目标血脂水平，建议联合应用 PCSK9 抑制剂（Ⅰ，C）。

（5）老年人血脂异常治疗：如果合并严重肾功能不全和（或）潜在药物相互作用，他汀类药物应考虑小剂量起始，然后滴定至达到 LDL-C 的治疗目标（Ⅰ，B）。

（6）ACS 患者的降脂治疗：尽管应用 4 ～ 6 周最大可耐受剂量他汀和依折麦布，LDL-C 目标仍未达到，推荐加用 PCSK9 抑制剂（Ⅰ，C）。

4. 心血管事件风险评估　在每一个具体病人中，ASCVD 风险越高，那么应采取越强的降血脂治疗措施。既往有 ASCVD 病史、1 型和 2 型糖尿病、风险评分为极高危或慢性肾脏病的患者，其总体上心血管疾病患病风险极高，无须进行风险评估，应该对其积极控制各种危险因素。对于其他看起来健康的人，推荐应用风险评估系统，如 SCORE，评估 10 年心血管事件累积风险。对于不同的国家和地区，应采用不同的评分系统，或根据该区域的流行病学情况对现有的评分系统进行修正。以 SCORE 心血管风险评分表为例，根据性别、吸烟、收缩压水平、总胆固醇水平（TC）进行评分，低危组、中危组、高危组、极高危组，分别对应 10 年心血管事件发病风险 < 3%，3% ～ 4%，5% ～ 9% 和 ≥ 10%。而该评分表针对不同区域心血管疾病死亡率分为低风险区域和高风险区域两套评分系统。年龄修正的 2016 心血管疾病死亡率 < 150/100 000 的区域为低风险区域，采用低风险评分系统；而 ≥ 150/100 000 的区域应采用高风险区域评分系统。

除了心血管风险评分系统的风险评分以外，一些临床动脉粥样硬化损伤表现也会增加心血管疾病发病风险，比如冠状动脉钙化（CAC）评分 > 100，踝肱指数（ABI）> 1.4 或 < 0.9，颈动脉 – 股动脉流速 > 10m/s，超声发现颈动脉、股动脉粥样硬化斑块形成等。根据 SCORE 评分系统及临床表现，将心血管风险分为极高危组、高危组、中危组及低危组，具体如下：

（1）极高危组：①既往 ASCVD 病史，包括既往 ACS 病史（心肌梗死或不稳定型心绞痛），稳定型心绞痛，冠状动脉血运重建（PCI、CABG 和其他动脉再血管化操作），卒中和 TIA，外周动脉疾病。影像学检查证实的 ASCVD 疾病，如冠状动脉造影或 CTA 发现多支冠状动脉疾病，其中两支主要血管有 > 50% 狭窄；或颈动脉超声。②糖尿病伴靶器官损伤，或合并至少 3 个主要危险因素，或早发的 1 型糖尿病（发病 20 年以上）。③严重的慢性肾脏病，eGFR < 30ml/（min·1.73m^2）。④ SCORE 评分 10 年心血管疾病风险 ≥ 10%。⑤家族性高胆固醇血症合并 ASCVD 或者其他主要风险因子。

（2）高危组：①显著升高的单个风险因子，特别是 TC > 8mmol/L，LDL-C > 4.9mmol/L 或血压 > 180/110mmHg。②家族性高胆固醇血症患者不伴其他主要风险因子。③ 2 型糖尿病患者无靶器官损伤，且糖尿病患病时间 ≥ 10 年或其他额外风险因子。④中度 CKD，eGFR 30 ～ 59ml/（min·1.73m^2）。⑤ SCORE 评分 10 年心血管疾病风险 5% ～ 10%。

（3）中危组：1 型糖尿病患者年龄＜ 35 岁，2 型糖尿病患者年龄＜ 50 岁，糖尿病患病时间＜ 10 年，无其他风险因子，SCORE 评分 1%～ 5%。

（4）低危组：SCORE 评分＜ 1%。

该版指南同时推荐：

（1）对于＞ 40 岁无临床症状，无 CVD 病史、糖尿病、CKD、家族性高胆固醇血症、LDL-C ＞ 4.9mmol/L 的个体采用风险评估系统评估 10 年心血管疾病风险（Ⅰ，C）。

（2）优先对于高危和极高危组的病人，推荐对所有风险因子进行积极的干预（Ⅰ，C）。

（3）这些基于总体人群的风险评估系统不适用于糖尿病或者 FH 人群（Ⅲ，C）。

5. 血脂与载脂蛋白　脂蛋白将血脂转运至组织中进行能量代谢、脂质沉积、类固醇激素产生以及胆汁酸形成。脂蛋白由胆固醇、三酰甘油，磷脂和蛋白成分的载脂蛋白组成，在血液成分中共有 6 种主要的脂蛋白：乳糜微粒（chylomicrons），极低密度脂蛋白（VLDL），中间密度脂蛋白（IDL），低密度脂蛋白（LDL）和高密度脂蛋白（HDL）。

所有包含 ApoB 的脂蛋白直径均＜ 70nm，能跨越内皮屏障，尤其是在内皮功能障碍的时候，与细胞外结构如糖蛋白结合，导致动脉壁脂质沉积并起始动脉粥样硬化形成。富含 APOB 的脂蛋白使得额外的血脂颗粒沉积更多、更快，导致动脉粥样硬化进程的加速，最终形成动脉粥样硬化斑块。因此，总的动脉粥样硬化斑块负荷程度与血液中循环 LDL-C、其他富含 ApoB 脂蛋白浓度以及总的暴露在这些脂蛋白下的时间正相关。因此，我们有充分的理由推荐一种终身维持低水平含 ApoB 脂蛋白的健康生活方式，并且也解释了在 ASCVD 一级和二级预防中降低 LDL-C 和含 ApoB 脂蛋白水平的重要性。

在临床检测中，总胆固醇（TC）主要由三种主要脂蛋白组成：

VLDL、LDL 和 HDL，少量的胆固醇也存在于两类较少的脂蛋白 IDL 和 Lp（a）。标准的血清血脂分析包括 TC、HDL-C 和 TG 浓度，LDL-C 可以根据这三者的值来计算。

LDL-C = TC-HDL-C-（TG/2.2）mmol/L 或 LDL-C = TC-HDL-C-（TG/5）mg/dl（Friedewald 公式）

这个公式检测的基础是 TG 与 VLDL 的比值恒定，故在 TG > 4.5mmol/L 时不适用。

作为 LDL-C 的替代，可以用 TC-HDL-C 获得全部非 HDL-C 胆固醇，代表所有致动脉粥样硬化的含 ApoB 脂蛋白总和，包括富含三酰甘油的颗粒 VLDL。

那么检测血脂需不需要空腹？传统观念认为检测血脂需要空腹，而最近的系统性研究发现大多数血脂指标在空腹或非空腹时差异不大，其中三酰甘油在非空腹患者中比空腹时高大约 0.3mmol/L（27mg/dl），在临床上无明显意义，故一些指南推荐血脂检测无须空腹进行。

6. 治疗靶点和目标　LDL-C 降得越低，心血管疾病患病风险越低，而这种收益并不是他汀类药物所特有。而且并没有 LDL-C 降低至获益消失或者有害的阈值。因个体对饮食或者药物反应不同，血脂管理策略因个体化而定。具体的血脂目标同第一部分所述。

7. 生活方式改善

（1）吸烟，不接触任何形式的烟草，如吸烟或吸入二手烟。

（2）饮食：健康饮食，低饱和脂肪酸，多摄入谷类、蔬菜、水果和鱼类。

（3）运动：每周 3.5 ～ 7 小时中等强度运动或者几乎每天 30 ～ 60 分钟运动。

（4）体重：控制体重 BMI 20 ～ 25kg/m^2，腰围男性 < 94cm，女性 < 80cm。

（5）血压：< 140/90mmHg。

（6）LDL-C：极高危或者二级预防中 LDL-C 较基线降低 ≥ 50% 且 LDL-C 绝对值 < 1.4mmol/L；高危中 LDL-C 较基线降低 ≥ 50% 且 LDL-C 绝对值 < 1.8mmol/L；中危患者中 LDL-C < 2.6mmol/L；低危患者中 LDL-C < 3.0mmol/L。

（7）非 HDL-C：次要目标，极高危患者中 < 2.2mmol/L，高危 < 2.6mmol/L，中危 < 3.4mmol/L。

（8）ApoB：次要目标，ApoB < 65，80 和 100mg/d（极高危、高危和中危患者）。

（9）三酰甘油：不要求，但是 < 1.7mmol/L 意味着风险更低。

（10）糖尿病：HbA1c < 7%。

8. 血脂异常的药物治疗

（1）他汀类药物：他汀类药物通过竞争抑制 HMG-CoA 还原酶从而减少肝脏合成胆固醇，肝细胞内胆固醇的减少促进细胞表面表达 LDL 受体，从血清中吸收 LDL 从而降血清中低密度脂蛋白和其他含 ApoB 脂蛋白，包括富含 TG 的微粒。

高强度治疗（high intensity）指降低 LDL-C ≥ 50%；中等强度治疗（moderate intensity）指降低 LDL-C 30% ～ 50%。因个体差异，同样的他汀剂量在不同患者中降低 LDL-C 幅度不同，因此在起始他汀类药物治疗后应检测药物反应性。

他汀类药物能够降低 TG 10% ～ 20%，对 HDL-C 和 Lp（a）影响不明确，同时除了对血脂代谢有作用外，他汀类药物还有抗炎症反应和抗氧化效应的作用，这些均对心血管疾病有预防作用。

（2）胆固醇吸收抑制剂：在小肠刷状缘层面上，通过与 NPC1L1 相互作用，依折麦布抑制肠道吸收食物和胆汁中的胆固醇，而不影响脂溶性营养物质吸收。通过抑制胆固醇的吸收，依折麦布减少向肝脏运输的胆固醇含量。与他汀类药物相同（减少肝细胞合成胆固醇），因肝细胞中胆固醇减少，LDL 受体增加，从而增加血清中清除 LDL 的数量。

依折麦布单药治疗（10mg/d）可降低高胆固醇血症患者

15%～22% 的水平。长期应用他汀的患者中，加用依折麦布可进一步降低 21%～27%；联合依折麦布的他汀治疗较单用他汀类药物使得 LDL 进一步降低 15%。

（3）胆汁酸螯合剂：胆汁酸由肝脏从胆固醇中合成，分泌入肠道，随后通过肠肝循环重吸收，胆汁酸螯合剂结合胆酸后抑制胆汁重吸收，从而增加肝脏代谢胆固醇合成胆汁酸的量，继而增加肝脏对胆固醇的需求，增加 LDLR 表达，从而降低血清胆固醇水平。消胆胺和降胆宁是两类常用的胆汁酸螯合剂，在最大剂量下可降低 LDL-C 18%～25%。但此类药物胃肠道副作用明显，如腹胀、便秘、消化不良、恶心呕吐，也可减少脂溶性维生素吸收，因此限制了其在临床中的应用。

（4）PCSK9 抑制剂：PCSK9 通过结合 LDLR，促进 LDLR 经过溶酶体而分解代谢，从而增加血清中低密度胆固醇含量。降低 PSCK9 含量就可以减少 LDLR 的分解从而降低血清 LDL 水平。Alirocumab 和 evolocumab 通过单克隆抗体，特异性结合血清 PCSK9，从而达到降低 PSCK9 浓度的目的。他汀治疗会增加血清中 PCSK9 水平，因此联合应用 PCSK9 抑制剂可能带来更多益处。

根据采用剂量不同，PSCK9 抑制剂可降低基础 LDL-C 达 60%，无论单药治疗还是联合治疗。皮下注射点疼痛以及流感样反应可能是唯一副作用。但是采用单克隆抗体最大的问题是机体可能产生自身抗体。但 Alirocumab 和 evolocumab 是全人源性抗体，因此诱导产生自身抗体的可能性较小，而且目前的研究表明，仅有几个个例报道自身抗体产生，并且对 LDL-C 的降低无明显影响。

（5）其他药物

①米泊美生钠（mipomersen sodium）是由法国赛诺菲（Sanofi）旗下的健赞公司开发用于治疗遗传性胆固醇代谢紊乱的药物。该药为注射剂，每周注射一次即可，也可以和其他降脂药物一起合用，治疗罕见的高胆固醇疾病纯合子家族性高胆固醇血症（HoFH）。

②贝特类，作为 PPAR-α 拮抗剂，通过调节转运因子等多种步骤，以降低三酰甘油水平为主。

③ n-3 脂肪酸（omega-3 脂肪酸）能够降低 TGs 水平，其具体机制尚未清楚。

（6）血脂治疗强度：中等强度他汀，平均降低 LDL-C 约30%；高强度他汀，平均降低 LDL-C 约50%；高强度他汀联合依折麦布，平均降低 LDL-C 约65%；PCSK9 抑制剂，平均降低 LDL-C 约60%；PCSK9 联合高强度他汀，平均降低 LDL-C 约75%；PCSK9 联合他汀、依折麦布，平均降低 LDL-C 约85%。

（7）指南在药物治疗中的推荐

①推荐应用最大可耐受剂量他汀药物来达到根据危险分层设定的治疗目标（Ⅰ，A）。

②如果应用最大可耐受剂量他汀未达到治疗目标，推荐联合应用依折麦布（Ⅰ，B）。

③对于未合并家族性高胆固醇血症（FH）的极高危患者一级预防，如果最大可耐受剂量他汀联合依折麦布仍不能达到降脂目标，可考虑应用 PCSK9 抑制剂（Ⅱb，C）。

④对于二级预防来说，如果最大可耐受剂量他汀联合依折麦布仍不能达到降脂目标，推荐应用 PCSK9 抑制剂（Ⅰ，A）。

⑤对于极高危的 FH 患者（合并 ASCVD 或其他主要危险因子），如果最大可耐受剂量他汀联合依折麦布仍不能达到降脂目标，推荐应用 PCSK9 抑制剂（Ⅰ，C）。

⑥如果他汀类药物不耐受，应该考虑应用依折麦布（Ⅱa，C）。

⑦如果他汀类药物不耐受，同样可考虑在依折麦布基础上加用 PCSK9 抑制剂（Ⅱb，C）。

⑧如果降脂目标未达到，可考虑他汀类药物联合一种胆汁酸螯合剂（Ⅱb，C）。

（北京清华长庚医院　周　杰　薛亚军　张　萍）

（三）2019 ESC 室上性心动过速患者管理指南

2019 年 ESC 年会上对 2003 年颁布的室上性心动过速（SVT）指南做出更新，新版指南的主要更新内容如下：

1. **不适当窦速的药物治疗** 首先需除外并处理引起窦速的可逆性因素（Ⅰ，C）；对于有症状的患者，应单用伊伐布雷定或与 β 受体阻滞剂联用（Ⅱa，B）；对于有症状的患者，可考虑应用 β 受体阻滞剂（Ⅱa，C）。

2. **局灶性房速的药物治疗**

（1）急性期处理：对于血流动力学不稳定的患者，应进行同步电复律（Ⅰ，B）；对于血流动力学稳定的患者推荐如下：应考虑使用腺苷 6 ～ 18mg 静脉推注（Ⅱa，B）；如腺苷无效且除外失代偿性心力衰竭，可考虑静脉应用 β 受体阻滞剂，如艾司洛尔或美托洛尔（Ⅱa，C）；如腺苷无效且除外低血压、心力衰竭，可静脉应用维拉帕米或地尔硫䓬；如上述药物均无效，可考虑应用伊布利特、氟卡胺、普罗帕酮或普罗帕酮（Ⅱb，C）；如所有药物均无效，推荐进行同步电复律（Ⅰ，B）。

（2）长期控制：对于反复发作的房性过速，特别是无休止房速或引起心动过速心肌病者，推荐进行导管消融（Ⅰ，B）；如果不适合或拒绝行导管消融且除外器质性心脏病，可考虑应用 β 受体阻滞剂、非二氢吡啶类钙拮抗剂（维拉帕米或地尔硫䓬，需除外低血压或心力衰竭）、普罗帕酮或氟卡胺（Ⅱa，C）；如果上述药物无效，可考虑联用伊伐布雷定与 β 受体阻滞剂（Ⅱb，C）；如果上述药物无效，可应用胺碘酮（Ⅱb，C）。

3. **心房扑动的急诊处理** 对于血流动力学不稳定的患者，应进行同步电复律（Ⅰ，B）；对于血流动力学稳定的患者推荐如下：推荐静脉应用伊布利特或口服多非利特治疗（Ⅰ，B）；推荐进行低能（≤ 100J）双向电复律；对于置入起搏器或 ICD 患者，推荐进行心房超速起搏（Ⅰ，B）；推荐静脉应用 β 受体阻滞剂或非二氢吡啶类钙拮抗剂（维拉帕米或地尔硫草）控制心室率（Ⅱa，B）；可考虑进行有创或无创的心房超速起搏（Ⅱb，B）；如上述方法均无效，可静脉应用胺碘酮（Ⅱb，C）；普罗帕酮及氟卡胺不推荐使用（Ⅲ，B）。

4. 房室结折返性心动过速的治疗　对于血流动力学不稳定的患者，应进行同步电复律（Ⅰ，B）；对于血流动力学稳定的患者建议采用迷走神经刺激方法终止心动过速，推荐平卧位抬高下肢（Ⅰ，B）；如果迷走神经刺激无效推荐应用 6 ～ 18mg 腺苷静推（Ⅰ，B）；如果迷走神经刺激及腺苷无效，推荐静脉应用维拉帕米或地尔硫草（Ⅱa，B）；如果迷走神经刺激及腺苷无效，推荐静脉应用 β 受体阻滞剂，包括艾司洛尔和美托洛尔（Ⅱa，C）；如果上述方法均无效，建议同步直流电复律（Ⅰ，B）。

5. 预激合并心房颤动的治疗　对于血流动力学不稳定的患者，应进行同步电复律（Ⅰ，B）；对于血流动力学稳定的患者推荐如下：静脉应用伊布利特或普鲁卡因胺（Ⅱa，B）；静脉应用氟卡胺或普罗帕酮（Ⅱb，B）；如果药物治疗无效，建议行同步直流电复律（Ⅰ，B）；不推荐应用静脉胺碘酮（Ⅲ，B）。

6. 无症状预激的处理原则　对于无症状预激且从事高危职业或竞技性运动的患者，建议行电生理（包括应用异丙肾上腺素）检查进行危险分层（Ⅰ，B）；无症状预激患者在电生理检查中应用异丙肾上腺素后发现高危现象（心房颤动时最短 R-R 间期 ≤ 250 毫秒、旁路不应期 ≤ 250 毫秒、多旁路、可诱发旁路参与的心动过速），推荐行导管消融治疗（Ⅰ，B）；高危患者建议行导管消融术，之前需充分分析风险获益比（特别是消融前、中间隔旁路的房室阻滞风险）（Ⅰ，C）；无症状预激患者可考虑应用电生理检查进行危险分层（Ⅱa，B）；无症状预激患者可考虑应用无创手段评估旁路传导性质（Ⅱb，B）；对于无创风险评估中非低危患者建议采用有创电生理检查进行危险分层（Ⅰ，C）；低危的无症状预激患者建议进行临床随访

（Ⅱa，C）；无症状预激低危患者（有创或无创手段评估）可考虑行导管消融治疗（Ⅱb，C）；无症状预激出现电学失同步导致的心功能不全应考虑行射频消融治疗（Ⅱa，C）；对于低危的无症状预激患者，有经验的中心可根据患者意愿进行导管消融（Ⅱb，C）。

7. 心动过速心肌病的诊断和治疗　对于室上性心动过速导致的心动过速心肌病，建议行导管消融治疗（Ⅰ，B）；对于室上性心动过速导致的心动过速心肌病导管消融失败者，建议应用 β 受体阻滞剂治疗（Ⅰ，A）；对于 LVEF 减低且心率＞ 100 次 / 分患者，需考虑心动过速心肌病（Ⅰ，B）；推荐应用 24 小时（或更长时间）动态心电图诊断心动过速心肌病以发现无症状或间歇性心律失常（Ⅱa，B）；心动过速心肌病患者无法消融或药物治疗不佳时可考虑应用房室结消融及起搏（双室起搏或希氏束起搏）技术（Ⅰ，C）。

表 1 总结了 2019 版 SVT 指南在 2003 版指南基础上的更新内容，表 2 为 2019 版指南推荐。

表 1　2019 版 SVT 指南的更新内容

	2003 版	2019 版
窄 QRS 心动过速的急性处理		
维拉帕米和地尔硫䓬	Ⅰ	Ⅱa
β 受体阻滞剂	Ⅱb	Ⅱa
胺碘酮和地高辛未提及		
宽 QRS 心动过速的急性处理		
普鲁卡因胺	Ⅰ	Ⅱa
腺苷	Ⅱb	Ⅱa
胺碘酮	Ⅰ	Ⅱb
索他洛尔和利多卡因未提及		

续表

	2003 版	2019 版
不适当窦速的治疗		
β 受体阻滞剂	I	Ⅱa
维拉帕米和导管消融未提及		
体位性心动过速综合征的治疗		
增加水钠摄入	Ⅱa	Ⅱb
睡眠时头侧抬高、弹力袜、选择性 β 受体阻滞剂、氟氢可的松、可乐定、哌甲酯、麦角胺 / 奥曲肽、氟西汀、促红素、苯巴比妥未提及		
局灶性房速的治疗		
急性处理		
氟卡胺 / 普罗帕酮	Ⅱa	Ⅱb
β 受体阻滞剂	I	Ⅱa
胺碘酮	Ⅱa	Ⅱb
普鲁卡因胺、索他洛尔、地高辛未提及		
长期控制		
β 受体阻滞剂	I	Ⅱa
维拉帕米和地尔硫䓬	I	Ⅱa
胺碘酮、索他洛尔、丙吡胺未提及		
心房扑动的治疗		
急性处理		
心房起搏或食管调搏	I	Ⅱb
伊布利特	Ⅱa	I
氟卡胺 / 普罗帕酮	Ⅱb	Ⅲ
维拉帕米和地尔硫䓬	I	Ⅱa
β 受体阻滞剂	I	Ⅱa
洋地黄未提及		
长期控制		

续表

	2003 版	2019 版
多非利特、索他洛尔、氟卡胺、普罗帕酮未提及		
房室结折返性心动所速的治疗		
急性处理		
胺碘酮、索他洛尔、氟卡胺、普罗帕酮未提及		
长期控制		
维拉帕米和地尔硫䓬	I	II a
β 受体阻滞剂	I	II a
胺碘酮、索他洛尔、氟卡胺、普罗帕酮和口袋药未提及		
房室折返性心动过速的治疗		
氟卡胺 / 普罗帕酮	II a	II b
β 受体阻滞剂	II b	II a
胺碘酮、索他洛尔、口袋药未提及		
妊娠期室上性心动过速		
维拉帕米	II b	II a
导管消融	II b	II a
索他洛尔、普罗帕酮、奎尼丁、普鲁卡因胺未提及		

表 2　2019 版指南新推荐

对症状性不适当窦速患者可考虑单用伊伐布雷定或与 β 受体阻滞剂合用	II a
对于局灶性房速的急性处理可以考虑静脉应用伊布利特	II b
体位性心动过速综合征可考虑应用伊伐布雷定；局灶性房速可考虑联用伊伐布雷定与 β 受体阻滞剂	II b
心房扑动不合并心房颤动患者应考虑抗凝，但抗凝指征尚未确立	II a
心房扑动药物转复推荐静脉应用伊布利特或口服多非利特	I

续表

置入起搏器或 ICD 患者推荐应用快速心房刺激终止心房扑动	I
预激合并心房颤动不推荐静脉应用胺碘酮	Ⅲ
无症状预激患者可考虑应用电生理检查进行危险分层	Ⅱa
无症状预激患者在电生理检查中应用异丙肾上腺素后发现高危现象（心房颤动时最短 RR 间期 ≤ 250 毫秒、旁路不应期 ≤ 250 毫秒、多旁路、可诱发旁路参与的心动过速），推荐行导管消融治疗	I
无症状预激患者可考虑应用无创手段评估旁路传导性质	Ⅱb
无症状预激低危患者（有创或无创手段评估）可考虑行导管消融治疗	Ⅱb
无症状预激出现电学失同步导致的心功能不全应考虑行射频消融治疗	Ⅱa
心动过速心肌病患者无法消融或药物治疗不佳时可考虑应用房室结消融及起搏（双室起搏或希氏束起搏）技术	I
妊娠期前 3 个月需避免应用所有抗心律失常药物	I
无预激综合征的妊娠期女性应考虑应用 β 受体阻滞剂（除阿替洛尔）或维拉帕米预防 SVT 再发	Ⅱa
合并预激综合征的妊娠期女性无缺血性或结构性心脏病者，可考虑应用氟卡胺或普罗帕酮终止 SVT 发作	Ⅱa

（北京清华长庚医院　乔　宇）

（四）2019 ESC 急性肺栓塞的诊断与处理指南

2019 年 ESC 急性肺栓塞的诊断与处理指南是在 2000 年、2008 年及 2014 年指南的基础上更新而成。主要更新的要点包括：①诊断方面：可采用根据年龄或临床概率调整的 D-dimer 界值作为固定界值的替代，更新了肺动脉增强 CT（CTPA）及肺通气灌注扫描诊断肺栓塞（PE）时的辐射剂量信息。②危险评估方面：提出了更清晰的血流动力学紊乱和高危 PE 的定义，推荐在评估并存疾病、加重因素和整体死亡风险的基础上进一步评估

PE 的严重程度及早期 PE 相关风险，临床风险评分低危者可能存在右心功能不全、需要警惕的情况。③急性期治疗方面：对高危 PE 的血流动力学及呼吸支持等内容做了全面更新，同时提出详细处理流程，对适合服用新型口服抗凝药物（NOAC）的患者推荐首选 NOAC，维生素 K 拮抗剂（VKAs）作为不能服用 NOAC 的次选，在根据风险分层给出的处理流程中加入了 PE 严重程度的临床指标，加重因素 / 并存疾病及右心功能不全等相关因素。④前 3 个月的慢性期治疗方面：将静脉血栓栓塞（VTE）再发的危险因素分成低、中或高三类，讨论了需要延长抗凝治疗的可能指征，去除了既往应用的 "触发的（provoked）" 及 "无触发的（unprovoked）" 两个概念，提出了 VTE 复发评分、抗凝治疗出血评分，在前 6 个月的抗凝治疗后可考虑减量应用阿哌沙班或利伐沙班。⑤肿瘤患者 PE 方面：可应用依度沙班及利伐沙班替代低分子肝素（LMWH）抗凝治疗，但在有胃肠道肿瘤的患者中需警惕 NOACs 相关的出血风险增加。⑥妊娠期 PE 方面：提出了关于妊娠期 PE 的详细诊断流程，更新了用于诊断的操作相关辐射信息。⑦长期治疗方面：提出了整合的 PE 患者照护以改善医院 – 社区转诊，延伸了对于 PE 后仍有症状或功能受限的各症候群患者照护的推荐（不仅限于慢性血栓栓塞性肺动脉高压的长期处理），提出了急性 PE 后患者长期随访的具体流程图。具体内容如下：

1. 危险因素、病生理机制及预后的决定性因素　指南将 VTE 相关危险因素分为高危（$OR > 10$）、中危（$OR\ 2\sim9$）、低危（$OR < 2$）三组。其中高危危险因素包括：下肢骨折，近 3 个月内因心衰或房颤住院，髋或膝关节置换，大创伤，近 3 个月内心肌梗死，既往 VTE 病史，脊髓损伤。中危危险因素包括：膝关节镜手术，自身免疫病，输血，中心静脉置管，腔内置管及电极线等异物，化疗，充血性心力衰竭或呼吸衰竭，促红素类物质应用，激素替

代治疗（取决于具体成分），体外受精，口服避孕药，产后，感染状态（尤其肺炎、泌尿系感染及 HIV），炎性肠病，肿瘤（转移性肿瘤风险最高），瘫痪性卒中，浅表静脉血栓形成，易栓症。低危危险因素包括：卧床休息超过 3 天，糖尿病，肺动脉高血压，久坐（如长时程汽车、飞机旅行），年龄，腹腔镜手术（如胆囊切除术），肥胖，妊娠，下肢静脉曲张等。

关于 PE 的病理过程，指南指出，急性 PE 可同时导致循环及气体交换的紊乱。当肺血管床面积的 30%～50% 被栓子阻塞后，肺动脉压（PAP）即可升高。PE 可诱发血管收缩。解剖学梗阻及血管收缩导致肺血管阻力（PAR）进一步增加、导致右心室扩张，并通过 Frank-Starling 机制改变右心室心肌的收缩，包括室壁张力增加、收缩时间延长，神经内分泌激活造成正性肌力、正性变时等。这些初步的改变代偿性增加 PAP，从而改善阻塞部位肺血管血流情况，并初步稳定血压，但这些适应性改变的作用有限。此外，右心室收缩时间延长，与左心室舒张期早期重合，导致室间隔向左弯曲，这种心室间的不同步还可被右束支传导阻滞进一步加重，从而出现左心室舒张早期充盈下降、心排血量（CO）下降、低血压及血流动力学紊乱。PE 引起的呼吸衰竭通常是血流动力学紊乱造成的，低 CO 造成肺通气灌注失衡，进而造成低氧血症。在约 1/3 的患者中，可在超声下看到通过未闭合卵圆孔的右向左分流，可进一步加剧低氧血症，以及反常性栓塞和脑卒中。最后，即使 PE 未导致血流动力学紊乱，小的远端栓塞仍可导致肺泡出血、咯血、胸膜炎、轻微的胸腔积液。

鉴于上述病生理过程，急性右心功能不全，即右心室灌注不足和（或）右心室流出梗阻造成的体循环淤血，是急性 PE 严重程度和预后的关键决定因素。右心功能不全的临床表现及体征的出现提示 PE 后院内及 30 天内高死亡风险。高危 PE 被定义为血流动力学紊乱，表现为：①心搏骤停，需要紧急 CPR。②收缩压 < 90mmHg 或在容量平衡的情况下仍需要缩血管药物维持收缩压

≥ 90mmHg，并伴有器官低灌注（神志状态改变，皮肤湿冷，少尿 / 无尿，血乳酸水平升高）。③收缩压＜ 90mmHg 或收缩压下降≥ 40mmHg，且持续时间超过 15 分钟，并除外新发心律失常、低血容量或感染等其他原因。高危 PE 需要紧急诊断和处理，但无血流动力学紊乱并不能排除早期进展性右心功能不全及相应的早期风险，因此，这部分人群仍需要进一步的评估及调整相应治疗策略（见下文）。

2. 诊断　关于临床诊断，指南列出了 Geneva rule 及 Wells rule 两种方法判断 PE 的可能性。Geneva rule 包括以下内容：既往 PE 或下肢深静脉血栓（DVT）病史（原版本积分：3 分，简化版积分：1 分；下同），心率 75 ～ 94 次 / 分（3 分，1 分），心率≥ 95 次 / 分（5 分，2 分），近 1 个月内手术及骨折病史（2 分，1 分），咯血（2 分，1 分），活动性肿瘤（2 分，1 分），单侧下肢疼痛（3 分，1 分），下肢深静脉区域触痛或单侧肿胀（4 分，1 分），年龄＞ 65 岁（1 分，1 分）。对以上项目进行积分，将 PE 临床可能性可分为 3 层（低、中、高）或 2 层（PE 不太可能、PE 可能）。

指南对于诊断方面做出如下建议：

（1）伴有血流动力学紊乱的可疑 PE：对于出现血流动力学紊乱的可疑高危 PE，应完善床旁超声心动图或紧急 CTPA（取决于临床情况、可行性）来协助诊断（Ⅰ，C）；同时推荐尽快静脉应用肝素，包括按照体重调整的负荷剂量（Ⅰ，C）。

（2）不伴有血流动力学紊乱的可疑 PE：推荐使用经验证实的有效标准诊断 PE（Ⅰ，B）；在进行诊断检查的同时，对于临床概率高或中等的 PE 患者，建议立即开始抗凝治疗（Ⅰ，C）。

（3）临床评估：建议诊断策略以临床概率为基础，通过临床判断或验证的预测规则进行评估（Ⅰ，A）。

（4）D-dimer：建议门诊 / 急诊科临床概率较低或中等的患者，或不太可能的患者，最好通过检测高敏 D- 二聚体（D-dimer）

来协助诊断，从而减少不必要的成像和辐射（Ⅰ，A）；对于临床评估低、中等可能或不太可能出现 PE 的患者，应考虑使用年龄调整的界值（年龄大于 50 岁的患者采用年龄 × 10mg/L）替代固定 D-dimer 界值，以排除 PE（Ⅱa，B）；采用根据临床可能性调整的 D-dimer 界值替代固定界值或年龄调整的界值(Ⅱa，B)；在临床评估可能性高的患者，不推荐应用 D-dimer 作为排除指标，阴性的 D-dimer 不能完全除外 PE（Ⅲ，A）。

（5）CTPA：在临床可能性低、中等或不太可能时，正常的 CTPA 可做出排除 PE 诊断的结论（Ⅰ，A）；在临床可能性中等或高时，CTPA 提示单个节段或近端充盈缺损时，考虑诊断 PE（Ⅰ，B）；在临床可能性高时，正常的 CTPA 仍考虑提示排除 PE 诊断（Ⅱa，B）；在孤立的亚节段性充盈缺损的情况下，可考虑进一步的影像学检查以确认 PE（Ⅱb，C）；不推荐在 CTPA 同时进行静脉增强 CT。

（6）通气灌注（V/Q）扫描：如果灌注肺扫描正常，建议拒绝 PE 诊断（无须进一步检查）（Ⅰ，A）；如果 V/Q 扫描提示 PE 的可能性很高，则应考虑接受 PE 的诊断（无须进一步检测）（Ⅱa，B）；对于临床概率较低或不太可能出现肺栓塞的患者，若下肢静脉超声正常，非诊断性 V/Q 扫描应被视为排除肺栓塞（Ⅱa，B）。

（7）考虑应用通气灌注 SPECT 来诊断 PE（Ⅱb，B）。

（8）下肢静脉超声：对于临床怀疑 PE 的患者，如下肢静脉超声提示显示近端 DVT，建议接受 VTE（和 PE）诊断（Ⅰ，A）；如下肢静脉超声提示远端 DVT，仍需考虑进一步检查证实 PE（Ⅱa，B）；如下肢静脉超声提示近端深静脉血栓，诊断 PE，应进一步对 PE 的严重程度进行评估，以便进一步根据危险分层进行治疗和管理（Ⅱa，C）。

（9）动脉磁共振（MRA）：不推荐采用 MRA 来除外 PE（Ⅲ，A）。

3. PE 严重程度及早期死亡风险评估　指南针对 PE 严重程

度给出了肺栓塞严重指数（PESI）评分及简化 PESI（sPESI）评分。其中 PESI 评分包含以下指标: 年龄（分数 = 年龄）、男性（10 分）、肿瘤（30 分）、慢性心力衰竭（10 分）、慢性肺疾病（10 分）、脉搏 ≥ 110 次 / 分（20 分）、收缩压 < 100mmHg（30 分）、呼吸频率 > 30 次 / 分（20 分）、体温 < 36℃（20 分）、神志异常（60 分）、动脉血氧饱和度 < 90%（20 分）；按照 PESI 分为 4 级，Ⅰ级为 ≤ 65 分（30 天死亡率 0 ~ 1.6%），Ⅱ级为 66 ~ 85 分（低死亡风险，1.7% ~ 3.5%），Ⅲ级为 86 ~ 105 分（中等死亡风险，3.2% ~ 7.1%），Ⅳ级为 106 ~ 125 分（高死亡风险，4.0% ~ 11.4%），Ⅴ级为 > 125 分（很高死亡率，10.0% ~ 24.5%）。sPESI 评分为在 PESI 基础上简化而来，其中包括：年龄 > 80，肿瘤，慢性心力衰竭、慢性肺疾病、脉搏 ≥ 110 次 / 分、收缩压 < 100mmHg、动脉血氧饱和度 < 90%；以上指标各 1 分；若不具备以上危险因素，评分为 0 分，其 30 天死亡风险约 1.0%（95% CI 0.0% ~ 2.1%）；若评分 ≥ 1 分，其 30 天死亡风险约 10.9%（95% CI 8.5% ~ 13.2%）。同时指南推荐：对于可疑或临床确定的 PE，应根据血流动力学情况判断早期死亡风险，从而识别早期高死亡风险的患者（Ⅰ，B）；对于不伴有血流动力学紊乱的急性 PE 患者，应进一步进行危险分层为低危、中危组（Ⅰ，B）；对于不伴有血流动力学紊乱的急性 PE 患者，推荐从临床情况及并存疾病、如推荐应用 PESI 或 sPESI 评分进行急性期的危险分层（Ⅱa，B）；建议考虑通过影像学或实验室指标评估右心功能，即使是 PESI 分数较低或 sPESI 为阴性时，也应进行相应评估（Ⅱa，B）；对于不伴有血流动力学紊乱的患者，推荐采用可信的、包含了临床、影响、实验室结果等 PE 相关预后指标的评分系统来对急性 PE 进行进一步的严重程度评估（Ⅱb，C）。

4. 急性期处理　指南提出急性期的处理应按照危险分层的情况来进行。

对于高危 PE 组患者，指南推荐如下：在高危组 PE 患者中及时开始（不推迟）肝素抗凝治疗，包括给予体重调整的负荷剂量（Ⅰ，C）；高危组 PE 患者建议全身应用溶栓治疗（Ⅰ，B）；在高危组 PE 患者，如有溶栓禁忌或溶栓失败，建议考虑外科肺动脉取栓术（Ⅰ，C）；在高危组 PE 患者，如有溶栓禁忌或溶栓失败，建议考虑经皮导管介入治疗（Ⅱa，C）；在高危组 PE 患者，考虑应用去甲肾上腺素和（或）多巴酚丁胺（Ⅱa，C）；在出现顽固性循环衰竭或心搏骤停的 PE 患者中，考虑在外科肺动脉取栓术或导管介入治疗基础上考虑体外膜肺（ECMO）治疗（Ⅱb，C）。

对于中危或低危组患者，指南推荐如下：

（1）初始抗凝治疗：推荐对临床可能性高或中等的 PE 患者及时开始抗凝治疗，即使诊断相关检查还在进行中（Ⅰ，C）；如考虑肠外抗凝治疗，推荐应用低分子肝素（LMWH）或磺达肝癸钠（Ⅰ，A）；如考虑口服抗凝治疗，可应用 NOAC 者应考虑优先应用 NOAC，而非维生素 K 拮抗剂（VKA）（Ⅰ，A）；如应用 VKA 进行治疗，建议重合肠外抗凝治疗，直至国际标准化比值（INR）达到 2.5（范围 2~3）（Ⅰ，A）；不推荐在肾功能严重损害、妊娠或哺乳期患者中应用 NOAC，抗磷脂综合征患者也不推荐应用 NOAC（Ⅲ，C）。

（2）再灌注治疗：抗凝治疗中的患者如出现循环状态恶化的情况，考虑补救性溶栓治疗（Ⅰ，B）；抗凝治疗中的患者如出现循环状态恶化的情况，除了补救性溶栓，考虑外科取栓术、经皮导管介入治疗作为可选治疗措施（Ⅱa，C）；不建议在中危或低危患者中常规应用全身性溶栓治疗（Ⅲ，B）。

其他推荐：建议根据各医院现有的资源和专业知识情况成立多学科团队，管理高危或部分选定中危组 PE 患者（Ⅱa，C）。对于下腔静脉滤器（Ⅳ C 滤器）：在有急性 PE 及抗凝治疗绝对禁忌的患者中考虑应用Ⅳ C 滤器（Ⅱa，C）；在充分抗凝但仍出现 PE 复发的患者中考虑Ⅲ C 滤器（Ⅱa，C）；不推荐常规应用Ⅳ C 滤器（Ⅲ，A）。对于出院及家庭治疗：谨慎选定的部分低危 PE 患者，如门诊随访及抗凝治疗方案确定后，可考虑早期出院并继续家庭治疗（Ⅱa，A）。

5. 危险因素整合性诊断与处理　指南推荐根据患者的严重程度、危险分层进行进一步的诊断及处理，给出 3 个具体流程。

（1）血流动力学紊乱的可疑 PE 患者进一步诊断流程：首先应进行床旁经胸心脏超声（TTE），如存在右心功能不全，考虑是否可以立即行 CTPA 检查，如即刻 CTPA 证实或短期内不能行 CTPA 检查，都应按照高危 PE 进行治疗；如 TTE 未见到右心功能不全或 CTPA 为阴性，则应进一步寻找其他引起休克或循环障碍的原因。

（2）不伴有血流动力学紊乱的可疑 PE 患者进一步诊断流程：首先根据临床情况（见前述诊断部分内容）将 PE 的临床可能性分为低、中、高等或 PE 不太可能、PE 可能；对于低、中等或 PE 不太可能的患者，进行 D-dimer 筛查，如 D-dimer 阴性，不需要进一步治疗，如 D-dimer 阳性，推荐进一步行 CTPA 检查，根据 CTPA 结果判断是否 PE；对于临床可能性高或 PE 可能的患者，建议直接行 CTPA 检查，直接判断是否存在 PE，不推荐应用 D-dimer 筛查。

（3）确诊 PE 患者的进一步治疗流程：确诊后给予抗凝治疗，其后判断是否存在血流动力学紊乱，一旦出现血流动力学紊乱，考虑为高危组，应考虑再灌注治疗及血流动力学支持；不存在血流动力学紊乱时，判断以下两点：临床情况严重程度及并存疾病情况评估（包括 PESI Ⅲ～Ⅳ级或 sPESI ≥ 1 分、出现任一 Hestia 标准指标）、TTE 或 CTPA 提示右心功能不全表现。以上两点出现任一，考虑为中危，根据肌钙蛋白阳性则为中 - 高危组，肌钙蛋白阴性则为中 - 低危组；其中中 - 高危组需要密切监测，如果出现循环恶化的情况，考虑补救性再灌注策略；中 - 低危组应入院治疗。以上两点都未出现，则考虑为低危，判断是否有其他需入院原因，包括是否有家庭、社会支持、是否缺乏必备医疗条件，如果考虑存在上述情况，考虑入院，如不存在任一情况，考虑早期出院、家庭治疗。

6. 慢性期治疗与复发预防　指南指出，急性 PE 后抗凝治疗的目的在于急性期的治疗及长期来说预防 VTE 的复发。因此，确定长期的抗凝治疗策略需要根据 VTE 复发风险、抗凝相关出血风险等来进行调整。

据此，指南对于非肿瘤 PE 患者做出以下推荐：所有患者的治疗性抗凝应≥3 个月（Ⅰ，A）；对于有明确的主要一过性或可逆性诱发危险因素的、首发 PE/VTE，推荐在 3 个月抗凝后终止治疗（Ⅰ，B）；对于非主要一过性或可逆性危险因素诱发的、复发性 VTE（即既往有至少一次的 PE 或 DVT）患者，建议永久性抗凝治疗（Ⅰ，B）；对于抗磷脂综合征患者建议应用 VKA 进行永久性抗凝治疗（Ⅰ，B）；对于缺乏明确危险因素的 PE 患者，建议延长抗凝治疗为长期、永久性（Ⅱa，A）；对于伴有持续危险因素（抗磷脂综合征除外）的首发患者，建议延长口服抗凝治疗为长期、永久性（Ⅱa，C）；对于仅伴有次要一过性或可逆性危险因素的首发 PE，建议延长口服抗凝治疗为长期、永久性（Ⅱa，C）；如确定需要在非肿瘤 PE 患者中延长抗凝治疗，可考虑在 6 个月的治疗性抗凝治疗后减量应用 NOAC，如阿哌沙班（2.5mg，每日 2 次）或利伐沙班（10mg，每日 1 次）（Ⅱa，A）；如患者拒绝或无法接受或耐受任一形式口服抗凝治疗，阿司匹林或舒洛地特可作为 VTE 预防治疗（Ⅱb，B）；建议对接受长期抗凝治疗的患者，规律随访其对药物的耐受性、依从性及肝肾功能、出血风险等（Ⅰ，C）。

对伴活动性肿瘤的 PE 患者，指南做出以下推荐：在前 6 个月，建议应用根据体重计算剂量的 LMWH，而非 VKA 抗凝治疗（Ⅱa，A）；在非胃肠道肿瘤的患者，依度沙班可考虑作为 LMWH 的替代治疗（Ⅱa，B）；在非胃肠道肿瘤的患者，利伐沙班可考虑作为 LMWH 的替代治疗（Ⅱa，C）；合并肿瘤及 PE 的患者，建议延长抗凝治疗（从 6 个月以后继续）至永久抗凝，或直至肿瘤治愈（Ⅱa，B）；对于合并肿瘤的患者，伴有节段或近段分支血管栓塞、多个亚节段血管且证实为 DVT 的无症状偶发 PE 应等同于有症状 PE 的治疗（Ⅱa，B）。

7. PE 与妊娠 指南提出了妊娠患者可疑 PE 的进一步诊断流程图：对于验前概率高，或中、低等可能性但 D-dimer 阳性的患者，应给予 LMWH 抗凝治疗，随后完善胸部 X 线片（CXR）检查，以及如果有症状、体征提示 DVT 的患者完善下肢静脉超声检查；如下肢静脉超声未发现 DVT，CXR 正常患者考虑 CTPA 或肺灌注扫描，CXR 异常患者行 CTPA 检查；CTPA 或肺灌注扫描阳性或不能除外 PE，应由有诊断妊娠期 PE 经验的放射科或核医学科医师进一步阅片；如经重复阅片阳性，或下肢静脉超声已证实 DVT，则继续 LMWH 治疗，评估 PE 的严重程度及早期死亡风险，由具有诊疗妊娠期 PE 的多学科团队共同管理患者，并指导妊娠、分娩及产后、长期的管理。

具体指南推荐如下：诊断方面：建议妊娠及产后可疑 PE 患者进行证实的诊断学评估（Ⅰ，B）；在妊娠及产后的诊断评价中，推荐应用 D-dimer 及临床评价方法来除外 PE（Ⅱa，B）；对于怀疑 PE 的妊娠期患者（尤其是具有 DVT 症状时），推荐进行下肢静脉超声来协助诊断，以减少不必要的辐射（Ⅱa，B）；推荐妊娠患者中考虑应用肺灌注扫描或 CTPA 除外可疑 PE，如 CXR 异常，CTPA 应作为一线选择（Ⅱa，C）。治疗方面：对于多数不伴有血流动力学紊乱的妊娠 PE 患者，推荐给予按妊娠早期体重给药的 LMWH 进行抗凝治疗（Ⅰ，B）；高危妊娠 PE 患者，考虑溶栓或外科取栓术（Ⅱa，C）；LMWH 给药的 24 小时内不建议行椎管或硬膜外穿刺（Ⅲ，C）；硬膜外穿刺针移除的 4 小时内不建议 LMWH 给药（Ⅲ，C）。羊水栓塞的推荐：对于妊娠或分娩后患者，如出现不能解释的心搏骤停、持续性低血压或呼吸衰竭，尤其伴有弥散性血管内凝血时，应考虑羊水栓塞的可能性（Ⅱa，C）。

8. 慢性期处理　指南对慢性期处理的推荐如下：建议急性 PE 的患者每 3～6 个月接受一次随访和临床评估（Ⅰ，B）；建议专科医生、护士及社区医师对 PE 后患者进行整合式管理，以保障医院 – 社区间对患者照护的最佳衔接（Ⅰ，C）；对于有症状的、PE 后持续超过 3 个月以上的肺通气灌注扫描不匹配患者，建议结合超声心动图、利钠肽及心肺运动试验结果，考虑请有肺动脉高压、慢性血栓栓塞性肺动脉高压专业中心会诊（Ⅰ，C）；对于有持续或新发呼吸困难、活动耐量受限的患者，建议进一步评估（Ⅱa，C）；对于有慢性血栓栓塞性肺动脉高压风险的无症状患者，建议进一步评估（Ⅱb，C）。

最后，指南工作组向医师们强调了以下 10 点内容：

（1）对于表现出血流动力学紊乱的患者，建议即刻完善床旁 TTE，协助鉴别高危 PE 与其他有生命危险的情况。

（2）如果你怀疑急性 PE，除非患者正在出血或有绝对禁忌，应在诊断检查进行的同时今早开始抗凝治疗。

（3）采用可靠的 PE 诊断流程，包括验前临床可能性评估及 D-dimer 检验，用以避免不必需的、昂贵的、有潜在害处的影像学检查及辐射。

（4）如 CTPA 提示单个亚节段 PE，需考虑假阳性可能性，应与影像科医生探讨或考虑寻求其他意见，以避免误诊断，以及不必要的、可能有潜在害处的抗凝治疗。

（5）诊断 PE 后，如没有血流动力学紊乱，仍应进一步评估临床情况，包括右心室大小、功能、其他实验室检查等，这些结果可助于判断是否需要再灌注治疗、持续风险监测或考虑早期出院、院外继续抗凝治疗。

（6）诊断或高度怀疑高危 PE 时，应尽快根据患者情况、医疗资源等情况采用最佳再灌注策略（全身溶栓、外科取栓术或导管介入治疗等）；对于中 – 高危患者，再灌注治疗不是一线治疗，但应做好情况恶化后的处理备案。

（7）优选 NOAC 进行抗凝治疗，而不推荐传统的 LMWH-VKA 策略，除非患者有 NOAC 的禁忌证。

（8）记住以下：除非急性 PE 是有明确的一过性 / 可逆性强危险因素，VTE 复发的风险是长期性的；因此，在 3 ～ 6 个月的抗凝之后，应再次评估患者，权衡继续抗凝治疗的利弊，其后决定是否延长抗凝及抗凝剂量，同时把患者的选择考虑进去；并建议进行规律随访，例如每年一次。

（9）妊娠患者怀疑 PE 时，考虑包含 CTPA、肺通气灌注扫描的诊断路径及策略，可在妊娠期患者中安全应用。

（10）急性 PE 后，应持续随访，除了关注 VTE 复发、肿瘤、出血等，还应注意患者是否有持续或新发的呼吸困难、功能受限；如果存在上述症状，考虑进一步除外慢性血栓栓塞性肺动脉高压或慢性血栓栓塞疾病，并注意治疗 / 除外并发疾病或功能失用；不推荐在无症状患者中常规复查影像学监测，但在有慢性血栓栓塞性肺动脉高压风险的患者中应予以考虑。

（北京清华长庚医院　谢　颖　刘　芳）

（五）2019 ESC 糖尿病、糖尿病前期与心血管疾病指南

2019 年 8 月，欧洲心脏病学会（ESC）联合欧洲糖尿病研究协会（EASD）共同发布了糖尿病、糖尿病前期和心血管疾病指南，旨在为糖尿病及有糖尿病风险的患者提供心血管疾病的预防和管理指导。该指南强调了生活方式改变的重要性，再次明确了糖尿病的诊断，细化并部分更新了血糖、血压及血脂的控制目标，强调了预防低血糖的重要性，并对抗血小板治疗及降糖治疗进行了更新。

1. 指南更新要点

（1）概念更新细化：见表 3。

表 3　2013，2019 指南概念

2013	2019
	血压目标
所有患者血压目标均为 140/85mmHg	**个体化血压目标推荐**
	收缩压（SBP）目标为 130mmHg。如果耐受性好，可降至 < 130mmHg，但不能 < 120mmHg
	在老年患者（年龄 > 65 岁）中，SBP 的目标为 130 ～ 139mmHg
	舒张压（DBP）目标 < 80mmHg，但不应 < 70mmHg
	对于脑血管事件或糖尿病肾病的高危人群，建议将 SBP 水平降至 < 130mmHg
	血脂目标
心血管（CV）疾病高危的糖尿病患者，低密度脂蛋白（LDL-C）的目标值为 < 2.5mmol/L（< 100mg/dl）CVD 极高危的糖尿病患者，低密度脂蛋白（LDL-C）的目标值为 < 1.8mmol/L（< 70mg/dl）	对于 CV 中危的 2 型糖尿病患者，推荐 LDL-C 目标值为 < 2.5mmol/L（< 100mg/dl）
	对于 CV 高危的 2 型糖尿病患者，推荐 LDL-C 目标值为 < 1.8mmol/L（< 70mg/dl）
	对于 CV 极高危的 2 型糖尿病患者，推荐 LDL-C 目标值设为 < 1.4mmol/L（< 55mg/dl）
	抗血小板治疗
不推荐使用阿司匹林作为心血管疾病低风险糖尿病患者的一级预防药物	如果没有明确禁忌证，可考虑使用阿司匹林（75 ～ 100mg/d）作为 CV 高危 / 极高危糖尿病患者的一级预防药物
	不推荐使用阿司匹林作为 CV 中危糖尿病患者的一级预防药物
	降糖治疗
二甲双胍是糖尿病治疗的一线药物	在无心血管疾病或 CV 中危的 2 型糖尿病超重患者应考虑二甲双胍

续表

2013	2019
	血运重建
在糖尿病治疗中，相较于裸金属支架（BMS）更推荐药物洗脱支架（DES）	无论是否为糖尿病患者推荐采用同样的技术（见 2018 ESC/EACTS 心肌血运重建指南）
经皮冠状动脉介入治疗（PCI）可作为糖尿病患者或相对简单的冠状动脉疾病（SYNTAX ≤ 22）冠状动脉旁路移植术（CABG）的替代治疗	1 ～ 2 支冠状动脉疾病（CAD），但近端左前降支（LAD）无病变
	CABG / PCI
	1 ～ 2 支 CAD，伴 LAD 病变
	CABG / CPI
	3 支 CAD，低复杂性
	CABG / PCI
	左主干 CAD，低复杂性
	CABG / PCI
复杂 CAD 推荐进行 CABG 手术（SYNTAX > 22）	3 支 CAD，中或高复杂性
	CABG / PCI
	左主干病变，中复杂性
	CABG / PCI
	高复杂性
	CABG / PCI
	心律失常管理
	推荐阵发 / 持续房颤患者服用口服抗凝药
推荐服用维生素 K 拮抗剂（VKA）或新型口服抗凝药（NOAC），如达比加群、利伐沙班或阿哌沙班	推荐使用新型口服抗凝药（达比加群、利伐沙班、阿哌沙班或依度沙班）

证据等级： Ⅰ a 　Ⅱ a 　Ⅱ b 　Ⅲ

（2）新推荐

①心血管风险评估

A. 糖尿病合并高血压或其他心血管疾病的患者推荐完善静息心电图检查（Ⅰa）。

B. 可考虑完善颈动脉、下肢动脉超声检测斑块（Ⅱa）。

C. 冠状动脉 CTA 和功能影像是可以考虑的筛查冠状动脉疾病的手段（Ⅱb）。

D. ABI 是可以考虑的风险调节因素之一（Ⅱb）。

E. 不推荐颈动脉超声内膜厚度评估心血管风险（Ⅲ）。

②心血管疾病预防：在糖尿病前期发展至糖尿病过程中，推荐饮食运动等生活方式干预（Ⅰa）。

③血糖控制

A. 推荐自测血糖优化 2 型糖尿病降糖治疗（Ⅱa）。

B. 避免低血糖事件发生，以免诱发心律失常（Ⅰa）。

④血压管理

A. 高血压患者推荐生活方式干预（Ⅰa）。

B. 糖尿病前期患者降压药物中，首选 RAAS 阻滞剂而非 β 受体阻滞剂或利尿剂（Ⅰa）。

C. 初始药物治疗推荐 RAAS 阻滞剂 + CCB 或噻嗪类利尿剂联合用药（Ⅰa）。

D. 推荐家庭自测血压（Ⅱa）。

E. 应考虑 24 小时 ABPM 用于血压评估或调整降压方案（Ⅱa）。

⑤血脂异常

A. 高危患者，或最大耐受量他汀 + 依折麦布治疗下仍持续 LDL-C 高水平患者，或不能耐受他汀者，推荐 PCSK9 抑制剂（Ⅰa）。

B. ＞ 30 岁的无症状性 1 型糖尿病患者需考虑他汀治疗（Ⅱb）。

C. 不推荐有潜在怀孕可能的妇女使用他汀（Ⅲ）。

⑥抗血小板及抗栓药物

A. 对于使用阿司匹林单药治疗、DAPT 或口服抗凝药物单药治疗的胃肠道出血高危患者，推荐联合使用 PPI（Ⅰa）。

B. 对于无大出血并发症、可耐受 DAPT 的心血管极高危风险糖尿病患者，如需延长 12 个月 DAPT 治疗，DAPT 治疗时长需考虑 ≤ 3 年（Ⅱa）。

⑦降糖治疗

A. 2 型糖尿病合并心血管疾病或存在高危 / 极高危心血管风险者，推荐恩格列净、卡格列净、达格列净减少心血管事件（Ⅰa）。

B. 2 型糖尿病患者合并心血管疾病者，推荐恩格列净减少死亡风险（Ⅰa）。

C. 2 型糖尿病合并心血管疾病或存在高危 / 极高危心血管风险者，推荐利拉鲁肽、索马鲁肽、杜拉鲁肽减少心血管事件（Ⅰa）。

D. 2 型糖尿病合并心血管疾病或存在高危 / 极高危心血管风险者，推荐利拉鲁肽减少死亡风险（Ⅰa）。

E. 不推荐 2 型糖尿病患者合并高危心力衰竭风险者使用沙格列汀（Ⅲ）。

⑧血运重建治疗：无论是否合并糖尿病，应采取同样的血运重建技术（Ⅰa）。

⑨糖尿病患者心力衰竭治疗

A. 推荐 ICD、CRT、CRT-D 等器械治疗（Ⅰa）。

B. 对于合并糖尿病的射血分数减低心力衰竭患者，在使用 ACEI、β 受体阻滞剂和螺内酯后仍有症状，推荐沙库巴曲缬沙坦替代 ACEI（Ⅰa）。

C. 对于合并糖尿病的射血分数减低心力衰竭患者，若存在冠脉双支或三支病变者，推荐 CABG（Ⅰa）。

D. 糖尿病合并心衰患者，如静息心率 ≥ 70 次 / 分且为窦性心律，优化心力衰竭治疗后仍有症状，需考虑伊伐布雷定（Ⅱa）。

E. 合并糖尿病的射血分数减低心力衰竭患者，不推荐阿利吉仑治疗（Ⅲ）。

⑩降低心力衰竭风险的糖尿病治疗

A. 推荐 SGLT2 抑制剂（恩格列净、卡格列净、达格列净）降低心力衰竭住院风险（Ⅰa）。

B. 糖尿病合并心力衰竭患者，如 eGFR > 30ml/（min·1.73m^2），可考虑二甲双胍（Ⅱa）。

C. GLP1-RA、DPP4 抑制剂西格列汀、利格列汀对于心力衰竭风险为中立效应，可以考虑（Ⅱb）。

D. 可考虑胰岛素治疗（Ⅱb）。

E. 心力衰竭患者不推荐沙格列汀（Ⅲ）。

F. 心力衰竭患者不推荐噻唑烷二酮类药物：吡格列酮、罗格列酮（Ⅲ）。

⑪心律失常的管理

A. 糖尿病合并频发室早患者，需考虑评估结构性心脏病（Ⅱa）。

B. 应避免低血糖所致心律失常（Ⅱa）。

⑫外周血管疾病的诊治：糖尿病合并有症状的下肢动脉病变（LEAD）者，可考虑低剂量利伐沙班 2.5mg 每日 2 次 + 阿司匹林 100mg 每日 1 次口服（Ⅱa）。

⑬慢性肾脏疾病的诊治：推荐 SGLT2 抑制剂延缓 CKD 进展（Ⅰa）。

（3）概念更新细化

①降压目标

A. 强调个体化目标，SBP 如能耐受可降至 < 130mmHg，但不能 < 120mmHg；老年人（> 65 岁）SBP 降压目标 130 ~ 139mmHg；DBP < 80mmHg 但不能 < 70mmHg（Ⅰa）。

B. 心血管风险高危患者或糖尿病肾病患者需 SBP < 130mmHg（Ⅱb）。

②降脂目标：评估 2 型糖尿病患者心血管风险，中危者 LDL-C 目标 < 2.5mmol/L（< 100mg/dl），高危者 LDL-C < 1.8mmol/L（< 70mg/dl），极高危者 LDL-C < 1.4mmol/L（< 55mg/dl）（Ⅰa）。

③抗血小板治疗

A. 高危 / 极高危心血管风险糖尿病患者，如无明确禁忌证，需阿司匹林 75 ～ 100mg/d 一级预防（Ⅱb）。

B. 中危心血管风险糖尿病患者，不推荐阿司匹林一级预防（Ⅲ）。

④降糖治疗：2 型糖尿病超重但无心血管疾病、心血管风险中危患者，需考虑二甲双胍（Ⅱa）。

⑤血运重建

A. 无论是否合并糖尿病，应采取同样血运重建技术（Ⅰa）。

B. 具体推荐

a. 单支病变或双支病变

近端 LAD 不受累：PCI（Ⅰa）、CABG（Ⅱb）。

近端 LAD 受累：PCI（Ⅰa）、CABG（Ⅰa）。

b. 三支病变

低复杂度：CABG（Ⅰa）、PCI（Ⅱb）。

中或高复杂度：CABG（Ⅰa）、不推荐 PCI（Ⅲ）。

c. 左主干病变

低复杂度：CABG（Ⅰa）、PCI（Ⅰa）。

中复杂度：CABG（Ⅰa）、PCI（Ⅱa）。

高复杂度：CABG（Ⅰa）、不推荐 PCI（Ⅲ）。

⑥心律失常的管理：心房颤动口服抗凝药：NOACs 优先（Ⅰa）。

2. 糖尿病和糖尿病前期的诊断

（1）要点

①需检测空腹血糖（FPG）或 HbA1c 评估糖尿病。

②需完善 OGTT 诊断糖尿量受损。

③已有心血管疾病者，需筛查 HbA1c 和（或）空腹血糖。如前二者无法确定，可考虑 OGTT 评估糖尿病。

（2）推荐

①心血管疾病患者中，2 型糖尿病的诊断推荐使用 HbA1c 及空腹血糖，若二者不能确定，可考虑 OGTT（Ⅰ，A）。

② OGTT 推荐用于 IGT 的诊断（Ⅰ，A）。

③糖尿病的诊断主要依据 HbA1c 和（或）空腹血糖，如二者不能确定，需依据 OGTT（Ⅰ，B）。

（3）仍需探究的问题

① OGTT 1 小时血糖的诊断价值仍需验证。

②性别、种族、年龄对于诊断标准的影响仍需进一步探究。

③ HbA1c 和 OGTT 对于心血管疾病硬终点的预测能力仍缺少直接比较。

3. 糖尿病及糖尿病前期患者的心血管风险评估

（1）要点

①对于存在肾功能损伤和（或）心血管疾病风险者，推荐日常评估尿微量白蛋白。

②糖尿病合并高血压或可疑心血管疾病者，推荐完善静息心电图。

③中高危心血管风险患者，可考虑超声心动、冠脉钙化积分、ABI 等评估结构性心脏病。

④不推荐常规评估新型生物标志物用于心血管危险分层。

（2）糖尿病患者心血管危险分层

①极高危：糖尿病合并心血管疾病，或存在靶器官损害（蛋白尿、肾功能损害、左心室肥厚、视网膜损害），或≥3 个危险因素（年龄、高血压、血脂异常、吸烟、肥胖），或长程（>20 年）早发 1 型糖尿病。

②高危：糖尿病病程≥10年，不存在靶器官损害及其他危险因素。

③中危：病程<10年的年轻患者（<35岁的1型糖尿病患者或<50岁的2型糖尿病患者）且不存在危险因素。

（3）推荐

①对于存在肾功能损伤和（或）心血管疾病风险者，推荐日常评估尿微量白蛋白（Ⅰ，B）。

②糖尿病合并高血压或可疑心血管疾病者，推荐完善静息心电图（Ⅰ，C）。

③糖尿病无症状患者，可考虑完善颈动脉、下肢动脉超声检测斑块（Ⅱa，B）。

④糖尿病无症状患者，可考虑完善冠脉钙化积分（CAC）评分（Ⅱb，B）。

⑤糖尿病患者的冠心病筛查，可考虑冠状动脉CTA或功能评估（核素心肌灌注显像、CMRI激发试验、运动或药物激发试验）（Ⅱb，B）。

⑥ABI可能是心血管危险评估的调节因素（Ⅱb，B）。

⑦糖尿病中高危患者，可考虑CT、MRI评估颈动脉或下肢动脉斑块（Ⅱb，B）。

⑧不推荐颈动脉超声内膜厚度作为心血管危险分层的指标（Ⅲ，A）。

⑨不推荐常规检测循环生物标志物作为心血管危险分层的指标（Ⅲ，B）。

⑩不推荐糖尿病患者采用适用于一般人群的风险评估分数（Ⅲ，C）。

（4）仍需探究的问题

①新型影像学评估技术（如strain imaging、带有组织特征的CMRI）仍需在前瞻性队列中进一步验证。

②冠心病诊断的性别差异需进一步探究。

③不同种族心血管风险的评估仍需进一步探究。

4. 糖尿病及糖尿病前期患者的心血管疾病预防

（1）要点

①运动

A. 生活方式干预是预防糖尿病及其心血管并发症的关键。

B. 推荐糖尿病患者减少卡路里摄入以降低体重。

C. 地中海饮食适量补充坚果和橄榄油可减少主要心血管事件发生。

D. 推荐≥ 150min/ 周的中 – 高强度运动预防和控制糖尿病。

②血糖

A. 控制血糖靶目标 HbA1c ＜ 7.0% 可减少糖尿病患者微血管病变。

B. 年轻患者更早启动更严格的血糖控制可减少 20 年心血管风险。

C. 老年人或合并严重并发症或合并进展性心血管疾病者，需考虑个体化适量放宽降糖目标。

③血压

A. 糖尿病患者降压目标：如可耐受，120mmHg ≤ SBP ＜ 130mmHg；对于年龄超过 65 岁患者，SBP 130 ～ 139mmHg。

B. DBP 目标：70mmHg ≤ DBP ＜ 80mmHg。

C. 优化降压减少糖尿病患者小血管及大血管并发症。

D. 糖尿病合并高血压患者需进行治疗性生活方式改变。

E. 推荐使用 ACEI 类药物，如不能耐受，使用 ARB。

F. 通常需要多药联合以达到降压目标：RAAS 阻滞剂 +CCB 或利尿剂。推荐双药联合作为一线降压方案。

G. 不推荐 ACEI 联合 ARB。

H. 糖尿病前期患者，相较于 β 受体阻滞剂或利尿剂而言，使用 RAAS 阻滞剂新发糖尿病风险更低。

I. 鼓励使用降压药物的糖尿病患者进行家庭血压监测。

④血脂

A. 他汀可有效减少心血管风险及心血管死亡率，高危糖尿病患者需考虑强化他汀降脂治疗。

B. 糖尿病患者的降脂治疗中，目前他汀仍处于优选治疗。

C. 依折麦布或 PCSK9 抑制剂联合足量他汀，或他汀不能耐受时单独使用二者可进一步降低 LDL-C，减少心血管事件。

⑤抗血小板

A. 对于有症状的心血管疾病者，无论是否合并糖尿病，需采取相同抗血小板治疗策略。

B. 中危糖尿病患者，不推荐阿司匹林一级预防。

C. 高危、极高危糖尿病患者，可考虑阿司匹林一级预防。

（2）推荐

①运动

A. 糖尿病、糖尿病前期患者建议戒烟（Ⅰ，A）。

B. 推荐生活方式干预延缓糖尿病前期进展（Ⅰ，A）。

C. 推荐糖尿病患者减少卡路里摄入以减重（Ⅰ，A）。

D. 如无禁忌，推荐 ≥ 150min/ 周的中 - 高强度运动预防及控制糖尿病（Ⅰ，A）。

E. 富含不饱和脂肪酸的地中海饮食可减少主要心血管事件发生（Ⅱa，B）。

F. 不推荐补充维生素制剂（Ⅲ，B）。

②血糖

A. 推荐控制血糖靶目标 HbA1c < 7.0%，可减少糖尿病患者微血管病变（Ⅰ，A）。

B. HbA1c 目标需根据病程、并发症、年龄个体化制定（Ⅰ，C）。

C. 避免低血糖，以减少其所致的心律失常风险（Ⅰ，C）。

D. 需考虑采用自测血糖和（或）连续血糖监测优化降糖治疗（Ⅱa，A）。

E. 糖尿病患者中，可考虑 HbA1c ＜ 7.0% 作为靶目标，可减少大血管病变（Ⅱa，C）。

③血压

A. 诊室血压＞ 140/90mmHg 的糖尿病患者推荐降压治疗（Ⅰ，A）。

B. 糖尿病患者降压目标：如可耐受，120mmHg ≤ SBP ＜ 130mmHg；对于年龄超过 65 岁患者，SBP 130 ～ 139mmHg（Ⅰ，A）。

C. DBP 靶目标：70mmHg ≤ DBP ＜ 80mmHg（Ⅰ，C）。

D. 脑血管高风险患者，如既往卒中病史者，可考虑治疗中目标 SBP ＜ 130mmHg（Ⅱb，C）。

E. 推荐糖尿病、糖尿病前期合并高血压患者生活方式干预（减重、运动、限酒、限盐、增加水果及蔬菜摄入、低脂乳制品）（Ⅰ，A）。

F. 推荐糖尿病合并高血压患者使用 RAAS 阻滞剂，尤其是合并微量白蛋白尿或临床蛋白尿或左心室肥厚者（Ⅰ，A）。

G. 推荐 RAAS 阻滞剂 +CCB 或氢氯噻嗪作为启动方案（Ⅰ，A）。

H. IFG 或 IGT 患者，RAAS 阻滞剂优于 β 受体阻滞剂或利尿剂（Ⅱa，A）。

I. 需考虑 GLP1-Ras 和 SGLT2 抑制剂对于血压的影响（Ⅱa，C）。

J. 需考虑家庭自测血压及 24h ABPM（Ⅱa，C）。

④血脂

A. 对于中危 2 型糖尿病患者，建议将 LDL-C 指标设定为＜ 2.5mmol/L（＜ 100mg/dl）（Ⅰ，A）。

B. 高危 2 型糖尿病患者推荐 LDL-C ＜ 1.8mmol/L 或降低至少 50%（Ⅰ，A）。

C. 极高危 2 型糖尿病患者推荐 LDL-C ＜ 1.4mmol/L 或降低

至少 50%（Ⅰ，B）。

D. 次要降脂目标：2 型糖尿病极高危患者非 HDL-C ＜ 2.2mmol/L，2 型糖尿病高危患者非 HDL-C ＜ 2.6mmol/L（Ⅰ，B）。

E. 推荐他汀类药物作为糖尿病和 LDL-C 水平高的患者的首选降脂治疗（Ⅰ，A）。

F. 如未达标，推荐联合依折麦布（Ⅰ，B）。

G. 在极高危患者中，如使用最大耐受剂量的他汀类药物治疗，联合依折麦布或他汀类药物不耐受的患者，LDL-C 仍持续高水平，建议使用 PCSK9 抑制剂（Ⅰ，A）。

H. 低 HDL-C 和高三酰甘油患者，应考虑生活方式干预（减肥，减少消耗快速吸收的糖类摄入和酒精摄入）及烟酸治疗（Ⅱa，B）。

I. 联合治疗前应首先考虑强化他汀治疗（Ⅱa，C）。

J. 无论基线 LDL-C 水平高低，应考虑在高危 1 型糖尿病患者中使用他汀类药物（Ⅱa，A）。

K. 30 岁以上无症状 1 型糖尿病患者可考虑他汀治疗（Ⅱb，C）。

L. 不推荐有潜在怀孕可能的妇女使用他汀（Ⅲ，A）。

⑤抗血小板

A. 中危糖尿病患者，不推荐阿司匹林一级预防（Ⅲ，B）。

B. 如无禁忌，高危、极高危糖尿病患者，可考虑阿司匹林 75 ～ 100mg/d 一级预防（Ⅱb，A）。

C. 使用低剂量阿司匹林时需考虑 PPI 预防胃肠道出血（Ⅱa，A）。

（3）仍需探究的问题

①运动

A. 生活方式干预的依从性评估。

B. 种族和饮食的关系及交互作用。

C. 不同年龄生活方式干预的不同建议，尤其是对于老年患者。

D. 不同种族、人群的运动推荐的差异性探究。

②血糖

A. 个体化治疗目标的研究。

B. 新型血糖监测技术（连续血糖监测等）对于餐后血糖和血糖变异性的定义。

C. 上述血糖监测新技术对于糖尿病并发症的预防。

③血压

A. 最佳降压目标仍然存在争议，尤其是 1 型糖尿病年轻患者，新发 2 型糖尿病及糖尿病合并心血管疾病者。

B. 血压控制之外延缓或逆转靶器官损害的研究仍然缺乏。

C. GLP-RAs 和 SGLT2 抑制剂是否影响目前降压策略。

D. GLP1-RAs 和 SGLT2 抑制剂与降压策略对于心血管预后的交互作用。

④血脂

A. LDL-C 最佳目标仍需进一步探索。

B. TG > 2.3mmol/L 者，烟酸降低心血管风险的效果存在争议。

C. 糖尿病患者使用 PCSK9 抑制剂的影响仍需进一步探究。

⑤抗血小板

A. 1 型糖尿病心血管预防。

B. 中重度肥胖对于抗血小板药物的影响。

C. 糖尿病前期和糖尿病患者抗栓预防策略是否效果相似。

5. 冠心病的管理的推荐

（1）要点

① ACS、CCS 患者常合并糖尿病及糖尿病前期，且与不良预后相关。

②所有 CAD 患者应定期评估血糖情况。

③早期启动强化降糖可能与产生心血管有利影响。

④恩格列净、卡格列净、达格列净可减少心糖尿病合并心血

管疾病或高危／极高危风险者的心血管事件。

⑤利拉鲁肽、索马鲁肽、杜拉鲁肽可减少心糖尿病合并心血管疾病或高危／极高危风险者的心血管事件。

⑥糖尿病合并冠心病者需强化二级预防治疗，其中抗血小板治疗是基石。

⑦高危患者中，联合阿司匹林和低剂量利伐沙班治疗可能存在心血管获益。

⑧心肌梗死后 3 年内可考虑阿司匹林联合减量替格瑞洛治疗。

⑨糖尿病与否不影响血运重建患者的抗栓治疗。

⑩糖尿病合并冠状动脉多支病变、合适的解剖结构及外科手术低风险者，CABG 优于 PCI。

（2）推荐

①糖尿病合并 ACS 或 CCS 者

A. 糖尿病合并冠心病者推荐 ACEI/ARBs（Ⅰ，A）。

B. 糖尿病合并冠心病者推荐他汀（Ⅰ，A）。

C. 糖尿病患者二级预防推荐阿司匹林 75 ～ 160mg/d（Ⅰ，A）。

D. 糖尿病合并 1 年内 ACS，或行 PCI/CABG 者，推荐阿司匹林联合替格瑞洛或普拉格雷（Ⅰ，A）。

E.DAPT 或单药抗凝的高危胃肠道出血者，推荐联合 PPI（Ⅰ，A）。

F. 氯吡格雷可作为阿司匹林不耐受的替代抗血小板用药（Ⅰ，B）。

G. 糖尿病可耐受 DAPT，无消化道大出血者，可考虑延长 12 个月 DAPT，但最多不超过 3 年（Ⅱa，A）。

H. 无高危出血风险的患者可考虑在阿司匹林基础上加用第二种抗栓药物作为长期二级预防用药（Ⅱa，A）。

I. 糖尿病合并冠心病者可考虑 β 受体阻滞剂（Ⅱb，B）。

②血运重建治疗

A. 合并糖尿病与否不影响血运重建治疗策略（Ⅰ，A）。

B. 使用二甲双胍的患者造影前应完善肾功能检查，如恶化需停用（Ⅰ，C）。

C. CCS 合并糖尿病者应首先推荐优化药物治疗，除非存在不能控制的缺血症状、大面积梗死、严重左主干或前降支病变等情况（Ⅱa，B）。

③糖尿病合并稳定冠心病、解剖结构均适合 CABG/PCI 及低危外科风险者的血运重建治疗推荐。

A. 单支病变

近端 LAD 狭窄：

无：PCI（Ⅰ，C），CABG（Ⅱb，C）。

有：PCI（Ⅰ，A），CABG（Ⅰ，A）。

B. 双支病变

近端 LAD 狭窄：

无：PCI（Ⅰ，C），CABG（Ⅱb，C）。

有：PCI（Ⅰ，C），CABG（Ⅰ，B）。

C. 三支病变

复杂度：

低（SYNTAX 0–22）：CABG（Ⅰ，A），PCI（Ⅱb，A）。

中、高（SYNTAX > 22）：CABG（Ⅰ，A），不推荐 PCI（Ⅲ，A）。

D. 左主干

复杂度：

低（SYNTAX 0–22）：CABG（Ⅰ，A），PCI（Ⅰ，A）。

中（SYNTAX 23– 32）：CABG（Ⅰ，A），PCI（Ⅱa，A）。

高（SYNTAX ≥ 33）：CABG（Ⅰ，A），不推荐 PCI（Ⅲ，B）。

（3）仍需探究的问题

①冠心病合并糖尿病患者预后更差的病生理机制。

②目前对于糖尿病合并冠心病患者的二级预防效果研究，多数来源于纳入糖尿病人群的试验中合并糖尿病与否的亚组分析。

③糖尿病合并冠心病人群中不同抗栓策略的比较。

④ ACS、稳定型心绞痛和血运重建后的优化降糖治疗策略。

⑤新型治疗方法减少心血管事件的机制。

⑥低血糖对于心血管事件或死亡率的影响。

6. 心力衰竭与糖尿病

（1）要点

①糖尿病或糖尿病前期患者心力衰竭（HFrEF，HFpEF）风险升高，反之亦然。

②同时存在糖尿病和心力衰竭会增加心力衰竭住院率、全因死亡率和心血管死亡率。

③指南推荐的药物及介入治疗对于是否存在糖尿病效果一致。糖尿病患者肾功能不全和高钾血症患病率更高，需考虑RAAS 阻滞剂等剂量调整。

④糖尿病合并心力衰竭患者一线用药需考虑SGLT2 抑制剂，不推荐沙格列汀、吡格列酮和罗格列酮。

（2）推荐

①心力衰竭合并糖尿病患者的治疗推荐

A. 推荐有症状的 HFrEF 合并糖尿病患者使用 ACEI 和 β 受体阻滞剂降低心力衰竭住院及死亡风险（Ⅰ，A）。

B. 推荐有症状的 HFrEF 合并糖尿病患者使用螺内酯降低心力衰竭住院及死亡风险（Ⅰ，A）。

C. 同心力衰竭一般患者类似，推荐糖尿病合并心衰患者使用 ICD，CRT 或 CRT-D 治疗（Ⅰ，A）。

D. HFrEF 合并糖尿病者如不能耐受 ACEI，推荐 ARB（Ⅰ，B）。

E. 如 ACEI、β 受体阻滞剂、螺内酯不能改善 HFrEF 合并糖尿病者症状，推荐沙库巴曲缬沙坦（Ⅰ，B）。

F. HFrEF 是否合并糖尿病对于 CABG 效果相似，上述人群存在冠状动脉双支或三支病变或显著LAD狭窄者推荐CABG（Ⅰ，B）。

G. 糖尿病合并心力衰竭患者，如静息心率≥70次/分且为窦性心律，若优化心力衰竭治疗后仍有症状，需考虑伊伐布雷定（Ⅱa，B）。

H. 射血分数减低的心力衰竭合并糖尿病患者，考虑到低血压、肾功能恶化及高钾血症的风险不推荐阿利吉仑（Ⅲ，B）。

②减少心力衰竭风险的治疗

A. 推荐SGLT2抑制剂（恩格列净、卡格列净、达格列净），可降低心力衰竭住院率（Ⅰ，A）。

B. 肾功能稳定［（eGFR）30ml/（min·1.73m^2）］的合并心力衰竭及糖尿病患者，推荐二甲双胍（Ⅱa，C）。

C. GLP1-RAs（利西那肽、利拉鲁肽、依克那肽、索马鲁肽、杜拉鲁肽）对于心力衰竭再入院为中立效应（Ⅱb，A）。

D. DPP4抑制剂西格列汀和利格列汀对于心力衰竭再住院为中立效应（Ⅱb，B）。

E. 进展的收缩性HFrEF者可考虑胰岛素治疗（Ⅱb，C）。

F. 不推荐噻唑烷二酮（罗格列酮、吡格列酮）在心力衰竭合并糖尿病患者中的使用（Ⅲ，A）。

G. 不推荐DPP4抑制剂沙格列汀在心力衰竭合并糖尿病患者中的使用（Ⅲ，B）。

③仍需探究的问题

A. 心力衰竭和糖尿病的相互作用机制。

B. DPP4抑制剂和心力衰竭的关系研究。

C. SGLT2抑制剂改善心力衰竭结局的机制。

D. SGLT2抑制剂对于非糖尿病人群中心力衰竭预后的影响。

E. SGLT2抑制剂联合沙库巴曲缬沙坦是否导致过度利尿或低血压。

F. 多药联合的风险，如依从性、不良反应、相互作用等。

7. 心律失常与糖尿病

（1）要点

①糖尿病患者中心房颤动常见。

②65 岁以上糖尿病患者建议评估心房颤动。

③糖尿病合并心房颤动患者建议抗凝治疗。

④SCD 在糖尿病患者中，尤其是女性患者中常见。

⑤糖尿病合并心力衰竭者需考虑 QRS 宽度及 LVEF 评估 CRT ± ICD 指征。

（2）推荐

①65 岁以上糖尿病合并 AF 患者，如无禁忌且 CHA2Ds-VASc 评分 ≥ 2，NOAC 优于 VKA（Ⅰ，A）。

②ICD 推荐于

A. 糖尿病患者合并心力衰竭 NYHA Ⅱ或Ⅲ级以及 LVEF ≤ 35%，优化药物治疗 3 个月以上，预期生存 1 年以上者（Ⅰ，A）。

B. 排除可逆性因素或急性心肌梗死 48 小时内，糖尿病患者合并心室颤动或血流动力学不稳定的室性心动过速（Ⅰ，A）。

③糖尿病合并急性心梗后 LVEF < 40% 心力衰竭者，推荐 β 受体阻滞剂（Ⅰ，A）。

④65 岁以上糖尿病患者需监测脉搏筛查心房颤动，并需心电图确诊（Ⅱa，C）。

⑤65 岁以下 CHA2DS2-VASc 评分 < 2 分的糖尿病合并心房颤动患者，个体化使用口服抗凝药物（Ⅱa，C）。

⑥心房颤动合并糖尿病患者抗栓治疗时需评估出血风险（如 HAS-BLED 评分）（Ⅱa，C）。

⑦糖尿病合并频发室早者需除外结构性心脏病（Ⅱa，C）。

⑧应避免低血糖，以免诱发心律失常（Ⅱa，C）。

（3）仍需探究的问题

①新型可穿戴设备对于心房颤动诊疗的评估。

②猝死风险的无创指标探索。

③新型降糖药对于猝死的影响。

④糖尿病患者 ICD 预防治疗的评估。

8. **主动脉及周围血管病的推荐**　要点：

（1）下肢动脉病变是糖尿病常见并发症之一，并与不良预后相关。

（2）ABI 筛查对于早期诊断糖尿病患者下肢慢性致命性缺血（CLTI）有重要意义。

（3）是否合并糖尿病不影响下肢动脉病变的诊治，但可能因弥漫或远端病变影响血运重建的方案选择。

（4）是否合并糖尿病对于颈动脉病变的治疗类似。

9. **糖尿病患者的慢性肾脏病的推荐**　要点：

（1）CKD 与更高的心血管风险相关。

（2）肾脏疾病筛查需完善血肌酐、eGFR 和尿白蛋白测定。

（3）优化降糖治疗、降压治疗可延缓肾功能恶化进展。

（4）糖尿病合并蛋白尿者推荐 ACEI/ARBs 治疗

（5）降尿蛋白治疗具有肾脏保护作用。

（6）SGLT2 抑制剂和 GLP1-RAs 可能存在肾脏保护作用。

（7）近期 CREDENCE 研究表明，与安慰剂相比，卡格列净治疗肾脏主要结局相对风险降低 30%。

（北京清华长庚医院　袁亦方　何　榕　张　萍）

二、冠心病及急性冠状动脉综合征研究进展

（一）2019 ESC 疑似急性冠状动脉综合征的
低氧血症患者可从氧疗中获益

2019 ESC 会议上，来自新西兰奥克兰大学的首席研究员拉尔夫博士报告了一项涉及整个新西兰的氧疗试验。结果表明，血氧饱和度低于 95% 的急性冠状动脉综合征（ACS）患者可以从高流量氧治疗中获益，但血氧饱和度正常的患者则未能从常规高流量氧治疗中获益（虽然无害）。对于血氧饱和度低于正常水平（低于 95%）但高于当前推荐的氧饱和度（90%）的患者，高流量氧会改善预后。因此，应该监测氧饱和度，如果低于 95%，可以给予高氧治疗。

多年来，氧疗一直被用作疑似 ACS 患者常规治疗的一项措施，但没有研究显示氧疗在这种情况下的获益，而且近年来的一些研究表明氧疗可能有害。当前的 ESC 指南建议，当氧饱和度低于 90% 给予氧治疗，与本研究的标准略有不同。

研究目的比较疑似 ACS 的新西兰患者分别采用高氧和低氧治疗对 30 天死亡率的影响。

研究方法入选了来自新西兰两个 ACS 注册登记处的 40 872 例患者，注册登记与行政数据采集相关联，以确定患者的社会经济状况和人口统计特征、最终诊断以及 30 天死亡率。入选者中 ST 段抬高型心肌梗死（STEMI）占 10%，非 ST 段抬高型心肌梗死（N-STEMI）占 25%，不稳定型心绞痛占 8%。几乎 50% 的患者最终没有被诊断为 ACS。

高氧治疗组不需要考虑血氧饱和度水平，采用面罩方式，以

每分钟 6 ～ 8L 的氧流量给疑似 ACS 的患者供氧，当临床证据表明心脏缺血已得到解决时，停止氧治疗。低氧治疗组是在氧饱和度低于 90% 时给予氧治疗，保持氧饱和度在 90% ～ 94%，当氧饱和度不需要给氧既能维持在 90% 以上时停止氧治疗。

这项随机分组研究涉及整个新西兰，所有地区都分别使用这两种氧疗方案，每次为期一年。

研究结果两组 30 天总的死亡率相似，高氧组为 3.02%，低氧组为 3.12%，无统计学差异。在预先设定的 STEMI 患者（$n = 4000$）中，30 天死亡率高于预期。高氧治疗组有明显的获益，但无统计学差异。NSTEMI-ACS 和非 ACS 患者中，高氧治疗组和低氧治疗组 30 天的死亡率也无统计学差异。

氧的治疗作用取决于血氧饱和度正常还是降低。本研究通过观察救护车抵达时首次测定的氧水平来评估接受氧治疗的大多数患者的情况。血氧饱和度正常（95% 以上）的患者（占 90%），高氧治疗和低氧治疗的死亡率基本相似（2.1% 与 1.9%）。但血氧饱和度较低（低于 95%）的患者（占 12%），30 天的死亡率升高（高氧组为 10.1%，低氧组为 11.1%）。

诊断为低血氧饱和度的患者中，所有高流量氧治疗都是获益的。虽然数值没有达到统计学上的显著性差异，但在临床上是显著获益的，ACS 患者高氧组与低氧组 30 天死亡率的绝对差异约为 2%。

长期以来，不论基线血氧饱和度如何，我们一直在给所有疑似 ACS 的常规氧治疗以防止低氧血症，但这可能会导致高氧血症，可能涉及风险。2015 年的 AVOID 试验显示，在给氧治疗的 STEMI 患者中，心肌梗死面积过大，但随后的 DETO2X-AMI 试验显示了中性结果，这些试验已成为最新 ESC 指南制定的基础。

本项新西兰试验入选了疑似 ACS 的患者 4 万多例，代表了较为广泛的人群，结果具有概括性。但患者对治疗方案的依从性较低（高氧组中只有 40% 的患者实际接受了氧疗），因此，次要结果的基线和实施治疗方案的数据有限。

研究结论对疑似 ACS 但没有低氧血症的患者，常规氧疗毫无益处，因此不应给予氧治疗。但关于亚组和开始氧治疗的理想界限，还需要更多的数据才能得出可靠的结论。

（首都医科大学附属北京安贞医院　李艳芳
北京中医药大学附属三院　王　冠）

（二）2019 ESC RAPID-TnT 研究：
急诊高敏 TnT 快速评估可疑 ACS

2019 年 9 月 3 日澳大利亚阿德莱德弗林德斯大学的首席研究员 Derek Chew 教授公布了 RAPID-TnT 研究结果。

该研究认为可疑急性冠状动脉综合（ACS）是急诊室最常见的急症之一，高敏肌钙蛋白在早期识别心肌梗死方面有良好前景。尚无随机研究验证指南推荐的快速检验方案的鉴别能力、随后的检验和临床结果。此多中心研究评价了急诊室可疑 ACS 患者的 0/1 小时高敏 TnT（hs-cTnT）方案较 0/3 小时 hs-cTnT 方案的非劣性。

研究将患者随机分为 0/1 小时 hs-cTnT 组（报告检出限＜5ng/L）与 0/3 小时组（标准组，报告检出限＜29ng/L）。30 天主要终点定义为全因死亡和心肌梗死。非劣效性则定义为泊松回归分析确定的 0.5% 的绝对边际。

研究结果显示，自 2015 年 8 月至 2019 年 4 月共计 3378 名急诊患者入组。90 名患者退组。其余受试者接受了 0/1 小时 hs-cTnT 方案（$n = 1646$）或 3 小时标准隐匿 hs-cTnT 方案（$n = 1642$）指导的处理，并接受了 30 天的随访。中位年龄为 59（49～70）岁，47% 为女性。0/1 小时组的受试者更有可能出院（45.1%vs.32.3%，$P < 0.001$），急诊室留观中位时间较短［4.6

（IQR 3.4，6.4）小时 vs 5.6（IQR 4.0，7.1）小时，$P < 0.001$]。随机接受 0/1 小时方案组的受试者接受心脏功能性检测可能更小（7.5% vs 11.0%，$P < 0.001$）。尽管心肌损伤检测率增加，0/1 小时 hs-cTnT 方案组并不劣于标准治疗组 [0/1 小时组：17/1646（1.0%），标准组：16/1642（1.0%），IRR 1.06，0.53 ～ 2.11，非劣效性 $P = 0.006$，优势性 $P = 0.867$]。在从急诊离院的患者中，0/1 小时方案组对 30 天死亡或心肌梗死的阴性预测价值为 99.6%（95% CI 99.0% ～ 99.9%）。

RAPID-TnT 研究结论显示，已在急诊室临床实践的 0/1 小时 hs-cTnT 评估方案能使可疑急性冠状动脉综合征患者更快离院。改善新发肌钙蛋白 T 升高患者的短期预后还需要管理策略的演变。

总而言之，RAPID-TnT 研究的结果支持将 0/1 小时 hs-TnT 检测常规用于心肌梗死的早期诊断。经 hs-TnT 检测后排除心肌梗死的患者 30 天内死亡及心肌梗死发生率较低，可以早期出院。至于 0/1 小时早期检测能否改善 hs-TnT 对于心肌梗死的诊断能力，我们还需要进一步等待 12 个月的随访结果。同时我们也要认识到，根据 0/1 小时 hs-TnT 诊断标准而言，相当一部分患者接受了侵入性治疗，而这种治疗相关心肌损伤未来我们还需要进一步开展相关研究。

（北京清华长庚医院　张　鸥　薛亚军）

（三）2019 ESC HiSTORIC 研究：早期检测 hs-cTnI，快速排除 AMI

2019 年 ESC 大会公布了 HiSTORIC 结果，此研究主要评估疑似急性冠状动脉综合征患者的危险分层阈值的安全性和有效性。此研究结果已同步发表在 Circulation 上。

此研究为多中心 RCT 研究，由 10 所苏格兰二级、三级医院参与。2013 年 6 月 10 日至 2016 年 3 月 3 日期间急诊科就诊的所有患者均由主治临床医生进行筛查，如果需要心肌肌钙蛋白用于疑似急性冠状动脉综合征，则前瞻性纳入试验，连续入选疑似急性冠状动脉综合征的患者 48 282 名。研究者使用高灵敏度肌钙蛋白 I 测定法比较了检测限（< 2ng/L）和优化的风险分层阈值（< 5ng/L）的性能。在所有患者和亚组中确定阴性预测值（NPV），以确定 30 天内心肌梗死或心源性死亡的主要结果。次要结果是 12 个月内的心肌梗死或心源性死亡。对于这种预先指定的继发性和观察性分析，研究者主要评估高敏感性心肌肌钙蛋白 I 在没有出现心肌损伤证据的患者中的表现（心肌肌钙蛋白浓度低于性别特异性第 99 百分位数），不包括早期出现症状的患者（从症状发作到初始抽血 ≤ 2 小时），或 ST 段抬高型心肌梗死的患者。

研究结果提示，最终共纳入 32 837 例连续患者［（61 ± 17）岁，女性占 47%］，其中 23 260 例（71%）心肌肌钙蛋白 I 浓度 < 5ng/L 和 12 716 例（39%）心肌肌钙蛋白 I 浓度 < 5 ng/L 且 < 2ng/L。在心肌肌钙蛋白 I 浓度 < 5ng/L 和心肌肌钙蛋白 I 浓度 < 5ng/L 且 < 2ng/L 的患者中，主要结果的 NPV 分别为 99.8%（95% 置信区间 CI 99.7% ～ 99.8%）和 99.9%（95% CI 99.8% ～ 99.9%）。在两个阈值下，NPV 在男性和女性以及所有年龄组中都是一致的，尽管确定为低风险的患者比例随着年龄的增长而下降。与心肌肌钙蛋白 I 浓度 ≥ 5ng/L 但小于第 99 百分位的患者相比，心肌肌钙蛋白 I 浓度 < 5ng/L 时患者患心肌梗死或心脏死亡的风险在 12 个月内降低了 77%（5.3% 对 0.7%；调整后的比值比［aOR］0.23，95% CI 0.19 ～ 0.28），并且在心肌肌钙蛋白 I 浓度 < 2ng/L 的那些患者中该风险了降低 80%（5.3% vs 0.3%；aOR 0.20，95% CI 0.14 ～ 0.29）。

此研究得出结论：使用高敏感性心肌肌钙蛋白 I 的风险分层阈值识别疑似急性冠状动脉综合征患者（症状持续大于 2 小时），

这些患者无论年龄和性别如何均呈现低风险。

此研究的创新点是：①在 32 837 名疑似急性冠状动脉综合征且症状持续至少 2 小时的患者中，研究者评估了高灵敏度心肌肌钙蛋白 I 测定的两个危险分层阈值的表现。②与检测限（＜2ng/L）相比，＜5ng/L 的最佳风险分层阈值是低风险患者的两倍，心肌梗死或 30 天心源性死亡的 NPV 等效。③与诊断阈值相比，心肌肌钙蛋白 I 浓度＜2ng/L 或＜5ng/L 的患者在 12 个月内的心脏事件风险分别降低 80% 和 77%。

此研究的临床意义：①对高敏感性心肌肌钙蛋白使用单独的风险分层和诊断阈值将提高评估疑似急性冠状动脉综合征患者心血管风险的安全性。②将风险分层阈值纳入这些患者的早期评估将使大多数患者避免不必要的入院，为患者和医疗服务提供者带来重大益处。

此研究报道了几项重要发现。第一，对于在测试前症状至少持续 2 小时的患者，心肌肌钙蛋白浓度低于 5ng/L 可确定为一组患有即时或未来心脏事件的风险非常低，阴性预测值大于 99.5%。第二，无论年龄，性别和心电图上存在心肌缺血，这种表现都得以维持。第三，使用 5ng/L 的风险分层阈值，与检测限相比，确定患者的风险是低风险的两倍。第四，应用 5ng/L 风险分层阈值的阴性预测值在高灵敏度心肌肌钙蛋白 I 和 T 检测中是一致的。第五，心肌肌钙蛋白浓度高于风险分层阈值 5ng/L 但低于诊断阈值的患者代表高风险组，其后 12 个月心肌梗死或心脏病死亡风险高 7 倍低于风险分层阈值。总之，在对症状出现至少 2 小时的疑似急性冠状动脉综合征患者的评估中，使用高灵敏度心肌肌钙蛋白 I 的风险分层阈值可确定大多数患者存在即时和未来心血管事件的低风险。使用优化的风险分层阈值 5ng/L 与 2ng/L 相比，将患者分类为低风险的两倍。尽管老年患者中确定为低风险的比例降低，但无论年龄或性别如何，这种方法的安全性都得到了保证。在临床实践中采用风险分层阈值有可能提高对疑似急性冠状动脉综合征患者的评估的有效性和安全性，并为患者和医疗保健提供者带来重大益处。

（北京清华长庚医院　陈心培　薛亚军）

（四）2019 ESC COMPLETE 研究：STEMI 合并多支血管病变完全血运重建策略更优

2019 年欧洲心脏病学会年会公布了 COMPLETE 研究结果，为 STEMI 合并多支血管病变患者行完全血运重建再添新证据。该研究结果表明，STEMI 患者完全血运重建优于仅处理罪犯血管，但两组心血管死亡率及全因死亡率无明显差异。

COMPLETE 研究是一项国际多中心、随机对照试验，纳入 31 个国家 140 个中心共 4041 例 STEMI 合并多支血管病变患者，对罪犯血管成功进行 PCI 后，1∶1 随机分为完全血运重建组、仅处理罪犯病变组，主要终点为心血管死亡和心肌梗死的复合终点，次要终点为心血管死亡、心肌梗死、缺血驱动的血运重建的复合终点，中位随访 3 年。

研究结果发现，心血管死亡或心肌梗死主要复合终点，完全血运重建组患者出现 158 例（7.8%），而非完全血运重建组出现 213 例（10.5%），完全血运重建组主要复合终点发生率显著降低（7.8% vs 10.5%，HR 0.74，95% CI 0.60 ~ 0.91，P = 0.004）；心血管死亡、心肌梗死或缺血导致的血运重建的次要复合终点，完全血运重建组患者出现 179 例（8.9%），而非完全血运重建组为 399 例（16.7%），完全血运重建组较仅干预罪犯病变降低次要终点发生率 49%（HR 0.51，95% CI 0.43 ~ 0.61，P < 0.001），非罪犯血管 PCI 的时间，无论是在住院期间（HR 0.77；95% CI 0.59 ~ 1.00）和出院后（HR 0.69；95% CI 0.49 ~ 0.97，P = 0.62）接受完全血运重建，均能持续降低其首要复合终点。在安全性方面，两组间在主要出血事件、对比剂相关急性肾损伤方面无统计

学差异。

实验结果表明，STEMI 合并多支血管病变患者，与仅处理梗死相关血管组相比，完全血运重建组显著降低心血管死亡或新发心肌梗死或缺血驱动的血运重建的发生率。

（北京清华长庚医院　耿　雨　薛亚军）

（五）2019 ESC DAPA 研究：高危 STEMI 患者冠状动脉介入早期置入 ICD 获益

对于 LVEF 显著降低的急性 ST 段抬高型心肌梗死（STEMI）患者，ESC 器械置入指南建议在急性心肌梗死后至少 6 周后预防性置入 ICD（implantable cardioverter defibrillator，ICD），AHA（American Heart Association）指南建议在心肌梗死后至少 40 天和血运重建后至少 90 天预防性置入 ICD。该建议基于的 MADIT II 和 SCD-HeFT 试验均未对 40 天内置入 ICD 的患者进行研究；且 ICD 一级预防试验（DINAMIT 和 IRIS）中，心肌梗死 40 天内置入 ICD 无明显获益。因此对于高危急性 STEMI 患者 PCI 术后早期 ICD 置入是否获益尚缺乏循证医学证据。DAPA 试验应运而生，其目的是观察高危 STEMI 冠状动脉介入术后 30 ～ 40 天置入 ICD 是否获益。

DAPT 研究自 2004 年起共入选了来自荷兰和波兰 12 所医院的 266 例高危患者，随机分为两组：心肌梗死后 40 天内预防性置入 ICD 组（试验组）、药物治疗组（对照组），其中 ICD 仅设置除颤区（诊断频率设置为 190 次 / 分）。两组平均随访 9 年，主要终点为三年随访后的全因死亡率，次要终点为心源性死亡率和非心源性死亡率。其中，"高危"定义为包含至少以下一种情况：心室颤动（心肌梗死 < 24 小时内）、左心室射血分数低于 30%（心肌梗死 4 天内）、心功能 Killip 分级 ≥ 2 级、或 PCI 术后 TIMI 血流分级小于 3 级。

荷兰 Zwolle Isala 医院的 Arif Elvan 教授在 2019 年 WCC 大会和 ESC 大会的热门研究专场发布了 DAPA 试验（Defibrillator After Primary Angioplasty，DAPA）的最新结果：研究入选的 266 例患者平均年龄为 60 岁，其中性别比例（试验组 79.4% vs. 对照组 77.0%）、前壁心肌梗死比例（试验组 83.0% vs. 对照组 84.4%），多数患者进行了支架置入术，仅 6% 接受冠脉旁路移植术治疗。自支架置入术至 ICD 置入术的平均时间为 50 天（41～60 天），仅 4.6% 患者发生置入相关并发症，2.3% 发生起搏器囊袋局部感染，无器械置入相关死亡发生。在研究过程中，19.3% 对照组患者因 ICD 置入而终止研究，6.1% 试验组患者因拒绝 ICD 置入或 ICD 导线拔除而进入对照组。

该研究显示，至 2019 年 2 月共有 80 例患者（30.1%）在随访至约 9 年时（3～11 年）死亡。其中，置入 ICD 组（试验组）较药物治疗组（对照组）全因死亡率、心源性死亡率均显著降低，其中 ICD 组全因死亡率为 24.4%、对照组为 35.5%（危险比 HR 为 0.58，95% 置信区间 CI 0.37～0.91，$P = 0.02$）；心源性死亡率分别为，试验组 11.4%、对照组 18.5%（危险比 HR 0.52，95% CI 0.28～0.99，$P = 0.05$）；非心源性死亡率为，试验组 11.5%、对照组 11.9%。进一步分析发现，随访至第 3 年时，两组全因死亡率曲线开始出现差异（$P = 0.04$）、而随访至第 9 年时差异更明显（$P = 0.02$），可见预防性置入 ICD 的获益由于降低了心源性死亡率。

Elvan 教授称，高危 STEMI 患者冠状动脉介入治疗后的 ICD 置入时间可灵活掌握、早期进行置入式心律转复除颤器可延长患者 10 年后的生存期，尤其是射血分数 30%～45% 的患者获益最大。但他提醒急性心肌梗死 30 天内不建议进行 ICD 置入术、因为部分患者会死于心力衰竭或其他并发症。最重要的是筛选出高危患者、包括射血分数、TIMI 分级、Killip 分级、心脏影像学检查（MRI 等）。

AHA 前任主席 Ivor J. Benjamin 教授认为，DAPA 试验可能有助于早期选择高危患者，但需要更进一步研究。

（北京清华长庚医院　杨　靖　佘　飞　张　萍）

（六）2019 ESC CONDI-2/ERIC-PPCI：
远端缺血适应不能改善 STEMI 预后

对急性 ST 段抬高型心肌梗死（ST-elevation myocardial infarction，STEMI）患者而言，直接 PCI（primary percutaneous coronary intervention，PPCI）是最为有效的治疗策略，能够显著降低死亡率。尽管如此，STEMI 的死亡率仍居高不下，如何在 PPCI 基础上进一步减少死亡率、预防心力衰竭发生等也是面临的挑战，研究减少心肌损伤新的心肌保护策略，改善临床结局迫在眉睫。远端缺血适应（Remote Ischemic Conditioning，RIC）就是这样一种心脏保护策略。RIC 的方法是在肢体通过血压袖带加压反复短暂阻断/恢复血流，模拟缺血/再灌注，这种缺血适应能够激活机体的生理性保护机制，对抗远隔器官（如心脏）的缺血损伤，达到保护组织或器官免于缺血再灌注损伤的目的。几个小型研究已证实 RIC 能够减少接受 PPCI 的 STEMI 患者的心肌梗死面积，但不清楚这种获益是否能改善临床结局。为此研究者设计了 CONDI-2/ERIC-PPCI 研究。研究结果在 2019 年 ESC 会议上公布。

CONDI-2/ERIC-PPCI 研究是一个来自欧洲的多中心、前瞻性、随机对照试验，来自 4 个国家（丹麦、英国、西班牙和塞尔维亚）33 个中心的 5401 例 STEMI 患者入选，为了增加试验的稳健性，由两个研究 CONDI-2 和 ERIC-PPCI 合并组成。入选的 STEMI 患者随机分两组，RIC 干预组和对照组，以观察这种花费较低的干预措施是否改善临床预后。试验干预组采用全自动 autoRIC™ 袖带，对上肢进行自动加压，充气至 200mmHg

持续 5 分钟，然后放气 5 分钟，共进行 4 个循环。若患者收缩压 ≥ 175mmHg，则采用手动加压方法，充气至收缩压以上 25mmHg。时间允许时在急救车转运同时进行 RIC，转运时间短可在到达 PPCI 中心后进行。再灌注治疗策略包括球囊扩张及支架置入、抗栓药物的应用等遵循目前指南。研究中超过 95% 患者血流达到完全恢复。随访时间 1 年。研究主要终点为心脏性死亡和 12 个月时心力衰竭入院的情况。其中心力衰竭入院标准包括：①心力衰竭为第一诊断入院。②有记录的新出现的心力衰竭症状或原有心力衰竭症状恶化。③新发心力衰竭或心力衰竭恶化的客观证据。④启动心力衰竭治疗或心力衰竭治疗强度增加。次要终点包括：①心脏性死亡及 30 天心力衰竭入院率。② 30 天和 12 个月的全因死亡率，冠状动脉血运重建，再梗死，卒中事件。③ PPCI 后的 TIMI 血流。④ PPCI 后 90 分钟心电图 ST 段回落情况。⑤其中一个亚组中通过 48 小时高敏肌钙蛋白 T（hsTnT）曲线下面积计算的心肌梗死大小，在 0、6、12、24 及 48 小时时间点采集血样。⑥另一个亚组中在 6 个月时应用心脏磁共振成像（CMR）扫描测量的心肌梗死面积。最终研究结果，RIC 并不能降低心脏性死亡及 1 年的心力衰竭入院率（RIC 组 9.4%vs 标准治疗组 8.6%，HR，1.10；95% CI 0.91 ～ 1.32；P = 0.32）。次要终点两组间也没有差异，对年龄、糖尿病、梗死部位、TIM 血流、首次医疗接触（firstmedical contact，FMC）到球囊扩张时间（FMCTB）亚组分析同样没有显著性差异。分析讨论 RIC 减少心肌梗死面积但不改善预后原因，研究者之一 Bøtker 教授认为可能时由于现代血运重建技术相对 RIC 而言更具有绝对优势，治疗技术的进步使得心肌梗死面积相对较小，同时新的抗血小板治疗也有心脏保护作用。

（北京清华长庚医院　赵兰婷　缪国斌）

（七）2019 ESC DANAMI-2 研究长期随访结果：
STEMI 患者优选 PCI 再次被证实

2019 年 ESC 年会公布了 DANAMI-2 长期 16 年随访（DANAMI-2 – 16-year follow-up of the Danish Acute Myocardial Infarction 2 trial – Primary percutaneous coronary intervention versus fibrinolysis in ST-elevation myocardial infarction）研究结果。早期、有效的再灌注治疗是 ST 段抬高型心肌梗死（STEMI）的主要治疗目标。DANAMI-2 研究是第一个比较 STEMI 患者院间转运直接冠状动脉介入治疗（primary percutaneous coronary intervention，PPCI）与就地溶栓治疗的多中心、随机对照研究，16 年的随访结果表明：STEMI 患者转运直接 PCI 治疗较溶栓治疗获益，减少了主要复合终点死亡、心肌梗死再入院和心源性死亡的发生，且将首次发生不良事件的时间推迟了将近 1 年。患者在诊断 STEMI 后，如果能在 120 分钟内转运到介入治疗中心，应给予患者 PCI 治疗。本研究纳入 1997 年 12 月至 2001 年 10 月来自丹麦 24 家转诊医院和 5 家介入治疗中心共 1572 名 STEMI 患者，被随机分组到转运行 PCI 组或就地溶栓治疗组。PCI 组患者就诊后立即转运至介入中心治疗。入选标准：年龄 ≥ 18 岁；典型缺血性胸痛症状 ≥ 30 分钟且 ≤ 12 小时；心电图至少两个相邻导联 ST 段抬高 ≥ 4mm；从患者分组到到达导管室的时间 ≤ 3 小时。排除标准：存在溶栓禁忌证；左束支传导阻滞；30 天内因心肌梗死行溶栓治疗；心源性休克。本研究的主要终点是全因死亡和心肌梗死再入院的复合终点，其余终点为全因死亡、心肌梗死再入院、心源性死亡和非心源性死亡。

直接 PCI 组患者的复合终点发生率较溶栓治疗组低（58.7% vs 62.3%；*HR* 0.86，95% *CI* 0.76 ～ 0.98），这个差异的主要原因是直接 PCI 组的心肌梗死再入院率低（19.0% vs 24.5%；*HR* 0.75，95% *CI* 0.60 ～ 0.93）。两组的全因死亡无明显差别（50.5%

vs 51.3%；*HR* 0.95，95% *CI* 0.83 ～ 1.09）。直接 PCI 组与溶栓治疗组比，心源性死亡的风险显著降低（18.3% vs. 22.7%；*HR* 0.78，95% *CI* 0.63 ～ 0.98），而非心源性死亡率升高 2.5%。

经过 16 年的随访，直接 PCI 组复合终点发生的平均时间为 10.6 年，溶栓治疗组为 9.5 年。直接 PCI 组将主要不良事件的发生时间推迟了 12.3 个月（95% *CI* 5.0 ～ 19.5）。且直接 PCI 组将死亡和心肌梗死再入院时间都延长了。

1997 ～ 2001 年 DANAMI-2 试验病人招募入选后，一些重要的诊断和治疗方面的发展应用于临床。其中包括院前的诊断和分类，药物治疗（包括新一代血小板抑制剂替格瑞洛和普拉格雷更长期的应用）和支架技术（新一代药物涂层支架和更先进的置入技术），这使本研究存在一些局限性。且丹麦的地理环境和基础设施对于快速转运病人进行直接 PCI 是较为理想的。而在其他许多国家，如果转运时间超过 120 分钟，药物治疗就成为选择。

DANAMI-2 研究是目前随访时间最长的比较 STEMI 患者直接 PCI 和溶栓治疗的研究，具有临床治疗指导意义。

（北京清华长庚医院　王雪莹　缪国斌）

（八）2019 ESC SYNTAXES 研究：DES 与 CABG 治疗左主干病变或三支血管病变 10 年随访结果

ESC 大会公布并在 LANCET 上同期发表了 SYNTAXES（the SYNTAX Extended Survival）研究结果。

鼎鼎大名的 SYNTAX 研究是首个对比行 PCI 置入药物洗脱支架（DES）与冠状动脉旁路移植术（CABG）治疗左主干病变或三支血管病变患者的随机试验，入选了 1800 例包括 62 个欧洲、23 个美国医院的患者。该研究 5 年结果证实 PCI 组的全因死亡不劣于 CABG 组。此次大会公布了该研究的 10 年随访结果。两组的生存率仍然无明显差异。亚组分析显示，在三支血管病变人群，SYNTAX 评分更高、冠状动脉病变更复杂的人群中，CABG 组的 10 年生存获益明显优于 PCI 组。不过，在左主干病变人群中，两组没有明显的生存差异。

　　Stones 教授认为多支病变、左主干病变的血运重建选择需要根据患者的临床、冠状动脉解剖情况、术者的经验、血管重建的完整度个体化决定。

（北京清华长庚医院　张　鸥）

三、抗凝及抗血小板治疗研究进展

（一）2019 ESC GLOBAL LEADER 研究亚组分析：
复杂 PCI 术后长期单用替格瑞洛可能更好

GLOBAL LEADERS 亚组分析结果表明：复杂 PCI 术后采取 1 个月标准双联抗血小板治疗后长期应用替格瑞洛单联抗血小板治疗优于标准抗血小板策略。

在近日召开的 ESC 会议上，GLOBAL LEADERS 研究的最新事后分析结果表明，对于复杂冠状动脉介入治疗（PCI）术后患者，与标准抗血小板治疗策略（1 年双联抗血小板治疗 +1 年阿司匹林）相比，长期单用替格瑞洛策略（1 个月双联抗血小板治疗后单用替格瑞洛）可能更好。

在这项亚组分析中，将复杂 PCI 定义为：弥漫性多支病变、至少置入 3 枚支架、至少治疗 3 处病变、分叉病变至少置入两枚支架、支架总长度超过 60mm。最新亚组分析显示，在复杂 PCI 术后患者中，长期单用替格瑞洛策略组患者的主要复合终点事件风险降低了 36%，死亡和新发 Q 波心肌梗死发生风险分别降低了 33% 和 47%。而且，随着患者的高危特征增多，长期单用替格瑞洛策略的益处更大。

这与 GLOBAL LEADERS 研究的主结果并不一致，后者显示，在因急性冠状动脉综合征或稳定性冠心病置入冠脉支架的患者中，长期单用替格瑞洛策略在减少 2 年主要不良事件（全因死亡或新发 Q 波心肌梗死）上并不优于标准抗血小板治疗策略。

研究者指出，1 年时两种抗血小板治疗策略在主要终点事件上是有显著差别的，2 年后之所有差别不再明显，可能与长期单用替格瑞洛的患者依从性较低（78%），而标准抗血小板治疗策略组依从性高达 93% 有关。

在该研究中，复杂 PCI 组 4570 例，非复杂 PCI 组 11 880 例。复杂 PCI 组患者的缺血和出血事件风险均较高。2 年时，复杂 PCI 组中长期单用替格瑞洛的患者发生不良事件（全因死亡、卒中、心肌梗死、血运重建）的风险降低了 20%，但在非复杂 PCI 组没有降低。

两种抗血小板治疗策略下，BARC 3 型或 5 型出血风险相似。在复杂 PCI 组中，长期单用替格瑞洛的患者净不良临床事件（上述事件 +BARC 3 型至 5 型出血）发生风险较低。以上结论提示，与氯吡格雷 + 阿司匹林双抗相比，替格瑞洛单抗的疗效和安全性不仅具有一致性，在某些人群中还显示为优效性，是可以考虑优先选择的方案。

（北京清华长庚医院　周　杰　薛亚军）

（二）2019 ESC ISAR–REACT 研究：计划进行介入评估的 ACS 患者，普拉格雷是否优于替格瑞洛？

TIMI–38 和 PLATO 研究分别证实了普拉格雷、替格瑞洛在心血管死亡、心肌梗死、卒中复合终点事件方面均优于氯吡格雷。ACCOAST 研究证实对 NSTEACS 患者在行冠状动脉造影前预先给予普拉格雷并不获益。因此在 2018 ESC 心肌血运重建指南中不推荐对 NSTEACS 患者在未知冠状动脉解剖情况下预先应用普拉格雷。ATLANTIC 试验对 STEMI 患者进行了替格瑞洛预处理，但并未达到其主要终点。目前对于计划进行介入评估的 ACS 患者，普拉格雷是否优于替格瑞洛尚不清楚。

ISAR–REACT 5 试验是一项多中心、随机、开放性试验，第一次头对头的比较了普拉格雷和替格瑞洛。该试验在德国和意大利的 23 个中心招募了 4018 名拟行侵入性评估的 ACS 患者，以评估替格瑞洛或普拉格雷抗血小板治疗策略对患者预后的影响。主要终点为 1 年时死亡、心肌梗死或卒中的发生率。次要终点（安全终点）主要为出血。

替格瑞洛组患者在随机分组后尽快服用 180mg 负荷剂量，然后使用维持剂量 90mg，每日 2 次。普拉格雷组服用 60mg 负荷剂量，然后使用维持剂量 10mg，每日 1 次；年龄 ≥ 75 岁或体重 < 60mg 者维持剂量为 5mg，每日 1 次。根据临床表现确定开始用药的时间，STEMI 患者尽快使用负荷剂量，NSTEACS 患者在冠状动脉造影后给予负荷剂量。所有患者均同时服用阿司匹林 75 ～ 150mg/d。

该研究入组患者平均年龄为 64 岁，女性占 23.8%。入院时诊断，NSTEMI 占 46%，STEMI 占 41%，不稳定型心绞痛占 12.7%。84% 的患者接受 PCI 治疗，其余患者接受 CABG 治疗或非手术治疗。

替格瑞洛组主要终点发生率为 9.3%，普拉格雷组为 6.9%（HR = 1.36；95% CI，1.09 ～ 1.7；P = 0.006）。主要终点的各组成部分的比较结果相似。替格瑞洛组和普拉格雷组死亡率分别为 4.5% 和 3.7%（HR = 1.23；95% CI，0.91 ～ 1.68），心肌梗死发生率分别为 4.8% 和 3.0%（HR = 1.63；95% CI，1.18 ～ 2.25），卒中发生率分别为 1.1% 和 1.0%（HR = 1.17；95% CI，0.63 ～ 2.15）。替格瑞洛组中，明确的或可能的支架内血栓形成发生率为 1.3%，普拉格雷组为 1%（HR = 1.3；95% CI，0.72 ～ 2.33），其中明确的支架内血栓形成发生率分别为 1.1% 和 0.6%。两组大出血（BARC 3 ～ 5 型）安全性相似，无显著差异，替格瑞洛组为 5.4%，普拉格雷组为 4.8%（HR = 1.12；95% CI，0.83 ～ 1.51；P = 0.46）。

研究结论：相较于替格瑞洛组，普拉格雷组的 ACS 患者的死亡、心肌梗死、卒中更低，而两组间的大出血发生率无显著差异。

该试验结果支持个体化的普拉格雷策略作为 ACS 患者的一线抗血小板治疗。北卡罗来纳大学医学院的介入心脏病专家 B.

Hadley Wilson 教授指出，在研究结果真正改变我们的实践之前，需要在其他研究中进一步确认。而法国 G.Montalescot 博士则认为这是普拉格雷的一项标志性研究。

（北京清华长庚医院　张　鸥　佘　飞）

（三）2019 ESC ENTRUST-AF PCI 研究：
PCI 术后心房颤动患者抗栓策略

非瓣膜性心房颤动的卒中高危风险患者中，新型口服抗凝药物（NOAC）优先于传统维生素 K 拮抗剂（华法林），约 15% 的房颤患者需要行冠心病 PCI 治疗。指南推荐 PCI 术后使用口服抗凝药、阿司匹林联合 P2Y$_{12}$ 受体抑制剂进行三联抗栓治疗，但这种三联抗栓方案的出血风险高，既往 PIONEER-AF PCI、RE-DUAL PCI、AUGUSTUS 研究分别入选了利伐沙班、达比加群、阿哌沙班，建议小剂量 NOAC 或尽快停用阿司匹林可减少出血的发生。但尚无新型口服抗凝药（NOAC）艾多沙班联合 P2Y$_{12}$ 受体抑制剂对 PCI 术后的房颤患者安全性及有效性研究。

ENTRUST-AF PCI 为随机、多中心、开放标签的非劣效性 3b 期临床试验，研究从 2017 年 2 月 24 日至 2018 年 5 月 7 日共纳入来自 18 个国家 186 个中心的 1506 例患者，他们均为合并有心房颤动、成功接受 PCI 置入治疗的稳定型冠心病或急性冠状动脉综合征患者。受试者按 1：1 随机分入艾多沙班（60mg/d）联合 P2Y$_{12}$ 受体抑制剂 12 个月治疗组，或 VKA 联合 P2Y$_{12}$ 受体抑制剂、阿司匹林（100mg/d，使用 1～12 个月）组。艾多沙班需减量至 30mg/d 如肌酐清除率 15～50ml/min、体重≤60kg、或合用 P-糖蛋白抑制剂。研究的主要终点是大出血或临床相关非大出血(clinically relevant non-major，CRNM)事件，平均随访 364 天。主要有效性终点为心血管死亡、卒中或系统性栓塞、心肌梗死及明确的支架内血栓形成复合终点。

9 月 3 日在欧洲心脏病学会（ESC）2019 年会 Hot Line 专场，公布了艾多沙班联合 P2Y$_{12}$ 受体抑制剂对 PCI 术后心房颤动患者术后安全性的 ENTRUST-AF PCI 研究结果。1506 例患者随机分至艾多沙班组（$n = 751$）、VKA 组（$n = 755$），从 PCI 术至随机分组的时间为 45.1 小时（22.2 ～ 76.2 小时），主要或 CRNN 出血事件发生率为艾多沙班组（128/751，17%）、VKA 组（152/755，25.6%）（危险比 HR 0.83，95% CI 0.65 ～ 1.05，非劣性 $P = 0.0010$，优势 $P = 0.1154$）。结果显示，与双联抗血小板药物联合维生素 K 拮抗剂（VKA）的三联方案相比，艾多沙班联合 P2Y$_{12}$ 受体抑制剂的双联抗栓方案在出血性事件方面没有明显差异，同时不增加心脏缺血事件的发生。

总之，对于 PCI 术后的心房颤动患者，艾多沙班联合 P2Y$_{12}$ 受体抑制剂的双联抗栓方案在出血方面的安全性上不劣于三联抗栓方案，二者在缺血性事件方面也没有明显差异。

（北京清华长庚医院　杨　靖　何　榕　张　萍）

（四）2019 ESC AFIRE 研究：心房颤动合并稳定型冠心病患者中利伐沙班单药治疗 vs. 联合治疗

在 2019 年 ESC 大会上公布了 AFIRE 研究的结果，即 Atrial Fibrillation and Ischemic events with Rivaroxaban in patients with stable coronary artery disease。该研究发现对于心房颤动合并稳定型冠状动脉疾病的患者（无须干预或在血运重建后超过一年），利伐沙班单药治疗不劣于联合治疗。

该研究由日本国家心脑血管中心的首席研究员 Satoshi Yasuda 博士主持，旨在调查心房颤动合并稳定型冠状动脉疾病的患者（无须 PCI、PCI 或冠状动脉旁路移植术后一年以上）利伐沙班单药治疗是否优于联合治疗（利伐沙班加抗血小板药物）。来自日本 294 个中心的 2236 名患者被随机分为利伐沙班单药治疗组（10 或 15mg/d）或联合治疗组（利伐沙班 10 或 15mg/d 加单药抗血小板药物阿司匹林 81 或 100mg/d 或者氯吡格雷 50 或 75mg/d 或者普拉格雷 2.5 或 3.75mg/d）。主要研究终点为脑卒中、全身性栓塞、心肌梗死、需要血运重建的不稳定型心绞痛和全因死亡率。根据国际血栓和止血协会标准，主要安全终点是大出血。

由于双重治疗组的全因死亡率较高，独立的数据与安全监测委员会建议在中位随访 24.1 个月后该研究于 2018 年 7 月提前终止。89 名接受单药治疗的患者和 121 名接受联合治疗的患者发生了主要终点事件，发生率分别为每年 4.14%、5.75%，单药治疗组的发生率显著降低（HR, 0.72；95% CI, 0.55 ~ 0.95；$P < 0.001$）。在评估主要疗效终点的优越性时，P 值为 0.0188。与联合治疗组相比，单药治疗组主要安全终点的发生率显著降低（1.62% vs 2.76%/ 年；HR, 0.59；95% CI, 0.39 ~ 0.89；$P = 0.0115$）。

单药治疗组的全因死亡率明显低于联合治疗组（1.85% vs 3.37%；HR, 0.55；95% CI, 0.38 ~ 0.81）。单药治疗组的净不良临床事件发生率（全因死亡、心肌梗死、脑卒中和严重出血的复合事件）低于联合治疗组（3.90% vs 6.28%/ 年）。

研究结果表明，作为抗血栓治疗，利伐沙班单药治疗对心房颤动合并稳定型冠状动脉疾病患者的疗效和安全性不劣于联合治疗。在安全性、有效性和降低死亡率方面，单药治疗都优于联合治疗。该研究支持口服抗凝剂单药治疗的指南建议。

（北京清华长庚医院　周　杰　缪国斌）

（五）2019 ESC POPular Genetics 研究：STEMI 患者直接 PCI 术后采用基因型指导 P2Y$_{12}$ 受体抑制剂选择应用价值

POPular Genetics 研究是一项旨在探讨 STEMI 患者直接 PCI 术后采用基因型指导 P2Y$_{12}$ 受体抑制剂选择应用价值的随机试验。

该研究为多中心随机对照非劣效设计，入选 2488 例行直接 PCI 的 STEMI 患者，随机分入常规治疗组或基因型指导组：常规治疗组患者（1246 名）按照当前指南推荐，应用替格瑞洛或普拉格雷治疗 12 个月；基因型指导组（1242 名）患者在 PCI 术后尽快行基因检测，根据 CYP2C19 基因携带情况，分别给予替格瑞洛 / 普拉格雷或氯吡格雷治疗，治疗 12 个月。

研究入选标准：年龄 ≥ 21 岁，发病时间 > 30 分钟，< 12 小时的具有症状和体征的 STEMI 患者，直接 PCI+ 支架置入的患者。

研究排除标准：患者直接 PCI 术后 48 小时内不能签署知情同意书，同时服用抗凝药物，有研究药物使用的禁忌证，心源性休克或者严重的高血压患者。

研究的主要终点：血栓栓塞和出血事件组成的复合终点：所有原因的死亡、再发心肌梗死、支架内血栓、卒中及 12 个月的 PLATO 大出血。联合终点：12 个月的 PLATO 大出血及小出血。

1 年随访结果显示：基因型指导组、常规治疗组主要终点的发生率分别为 5.1%、5.9%，达到了预设的非劣效性标准，但没有显示出优效性（0.86，95% CI 0.62 ~ 1.21，P 非劣效 = 0.0002，P 优效 = 0.40）。基因型指导组、常规治疗组的 PLATO 大出血和小出血事件发生率分别为 9.8%、12.5%（HR 0.78，95% CI 0.61 ~ 0.98，P = 0. 04）。该研究显示：在行直接 PCI 的 STEMI 患者中，与常规治疗相比，根据 CYP2C19 基因型检测情况选择口服 P2Y$_{12}$ 受体抑制剂可以降低出血事件风险，不影响血栓栓塞事件风险。

（北京清华长庚医院　王银棠　缪国斌）

（六）2019 ESC THEMIS-PCI 研究：替格瑞洛能够降低既往有冠状动脉介入病史的糖尿病患者缺血事件发生风险

2019 年欧洲心脏病学会年会公布了 THEMIS-PCI 的研究结

果，THEMIS-PCI 是 THEMIS 研究的亚组研究，旨在探讨既往有经皮冠状动脉介入治疗（PCI）病史的糖尿病患者抗栓治疗策略，对比阿司匹林单药和阿司匹林＋替格瑞洛在这类人群中的差异性，发现阿司匹林＋替格瑞洛可进一步降低心血管不良事件。

THEMIS 研究是一项随机、双盲、安慰剂对照Ⅲ期临床试验，该研究纳入了 42 个国家的 1315 个中心的 19 220 名患者中，其中有 11 154（58%）名患者接受接受了 PCI 治疗，纳入 THEMIS-PCI 的亚组分析，被随机分配至阿司匹林＋替格瑞洛组（5558 例）和阿司匹林＋安慰剂组（5598 例），主要终点事件包括心肌梗死、心血管死亡或卒中，主要安全性终点是 TIMI 大出血，中位随访时间为 3.3 年。

研究结果显示：有 PCI 史的稳定型冠心病合并糖尿病患者中，替格瑞洛组的主要终点事件发生率更低［7.3% vs 8.6%；HR 0.85（95% CI 0.74 ～ 0.97），P = 0.013］，而在无 PCI 史的患者中，两组间无显著性差异，未能观察到替格瑞洛受益（P = 0.76）。在安全性方面，替格瑞洛组的 TIMI 大出血风险增加［2% vs 1.1%，HR 2.03（95% CI 1.48 ～ 2.76），P < 0.0001］，但两组之间的致死性出血（P = 0.83）和颅内出血（P = 0.45）无显著性差异。从临床净获益的角度分析，替格瑞洛组的总体不良事件（包括全因死亡、心肌梗死、卒中、致命性出血和颅内出血）发生率更低［8.2% vs 9.7% HR 0.85（95% CI 0.75 ～ 0.95），P = 0.005］。

研究结果表明：在既往有冠状动脉介入治疗史的稳定型冠心病合并糖尿病患者中，阿司匹林联合替格瑞洛治疗显著降低了患者的心血管死亡、心肌梗死和卒中风险，虽然增加了主要出血风险，但临床净获益显著。

（北京清华长庚医院　耿　雨　薛亚军）

（七）2019 ESC THEMIS 研究：冠心病合并糖尿病患者支持双联抗血小板治疗

2019 年 9 月 1 日欧洲心脏病学会（ESC）公布了 THEMIS（Ticagrelor on Health Outcomes in Diabetes Mellitus Patients Intervention Study）研究的主要结果。THEMIS 研究是一项国际多中心、Ⅲ期、随机、双盲、安慰剂对照试验，是目前冠心病合并糖尿病患者抗栓治疗领域规模最大的研究之一。2014 年 2 月至 2016 年 5 月，全球共 42 个国家的 1315 个研究中心参加，患者 1∶1 随机分至替格瑞洛组（60mg 每日 2 次）和安慰剂组，两组均给予低剂量阿司匹林（75 ～ 150mg/d）。最终纳入无心肌梗死或卒中的 19 220 例冠心病合并 2 型糖尿病患者（替格瑞洛组 9619 例，安慰剂组 9601 例），其中，11 154 名曾经接受了 PCI 治疗的患者（58%）被纳入了 THEMIS-PCI 研究。平均随访时间为 39.9 个月，最长为 57 个月。

研究纳入标准：① 年龄 ≥ 50 岁；② 确诊 2 型糖尿病，降糖治疗 ≥ 6 个月；③ CCS 患者：PCI 术后，CABG 术后，或 CAG 至少一支冠状动脉狭窄程度 ≥ 50%。

研究排除标准：既往心肌梗死或卒中患者。

研究终点：主要有效终点是心血管事件的复合终点，包括心血管死亡、心肌梗死或卒中；次要有效终点包括心血管死亡、心肌梗死、卒中及全因死亡。

主要安全性终点：TIMI 定义的大出血。

研究结果冠心病合并 2 型糖尿病患者中，特别是行 PCI 的人群，与阿司匹林单抗相比，替格瑞洛 60mg 每日 2 次联合阿司匹林能显著减少主要不良心血管事件（MACE）；安全性方面，TIMI 大出血虽有增加，但致死性出血没有差异，体现出临床净获益。以上结果分别同步发表于《新英格兰医学杂志》（*NEJM*）、

《柳叶刀》（*Lancet*）。

研究结果显示：替格瑞洛联合阿司匹林组可显著降低 MACE（心血管死亡、心肌梗死或卒中复合终点）风险 10%（6.9% vs 7.6%，*HR* 0.90；95% *CI* 0.81 ~ 0.99，*P* = 0.038）。既往 PCI 史的人群中，替格瑞洛联合阿司匹林组显著降低 MACE 风险达 15%（6.5% vs 7.7%，*HR* 0.85；95% *CI* 0.74 ~ 0.97；*P* = 0.013）。安全性方面，联合治疗组 TIMI 大出血增加（2.2% vs 1.0%，*HR* 2.32；95% *CI* 1.82 ~ 2.94，*P* < 0.001），但致死性出血与阿司匹林单药组相比没有明显差异（0.2% vs 0.1%，*HR* 1.90，95% *CI* 0.87 ~ 4.15；*P* = 0.11）。

THEMIS 研究提出对冠心病合并 2 型糖尿病的患者，替格瑞洛 60mg 每日 2 次联合阿司匹林替代单药阿司匹林治疗，将有更多获益，尤其是出血风险低的患者获益更多明显，拓宽了 DAPT 的疗效边界。

回顾替格瑞洛联合阿司匹林的循证之路，PLATO 研究证实替格瑞洛联合阿司匹林治疗可显著降低 ACS 患者心血管事件和死亡风险，PEGASUS-TIMI 54 研究则在有心肌梗死病史的高危慢性冠状动脉综合征患者中证实了应用含替格瑞洛方案双联抗血小板治疗的获益。而 THEMIS 研究评估了替格瑞洛联合阿司匹林对既往无心肌梗死但合并糖尿病的慢性冠状动脉综合征患者预后的影响，结果的公布使得冠心病抗血小板治疗的内涵更加丰富，循证医学证据更加充分，对临床实践具有切实可行的指导意义。

（北京清华长庚医院　庄先静　缪国斌）

四、心力衰竭研究进展

（一）2019 ESC DAPA HF 研究：
达格列净，心力衰竭治疗重大突破

北京时间 2019 年 9 月 1 日 21：38，英国格拉斯哥大学心血管与医学科学研究中心 – 心血管研究中心的 John McMurray 教授在 ESC 上正式公布了 DAPA–HF（达格列净预防心力衰竭不良结局研究）的结果。

DAPA–HF 试验是一项具有里程碑意义的 3 期临床试验，是第一项在 HFrEF 成人患者中评估 SGLT2 抑制剂对心力衰竭预后影响的临床试验。这项国际多中心、平行组、随机、双盲试验纳入了 4744 名 LVEF ≤ 40%、患有慢性症状性 HFrEF（NYHA Ⅱ～Ⅳ级）的患者，其中包括 2 型糖尿病（45%）和无糖尿病（55%）的患者；随机分配至达格列净组（达格列净 10mg，每日 1 次）或安慰剂组，同时给予指南推荐的心力衰竭标准治疗：94% 接受血管紧张素转化酶抑制剂或血管紧张素受体拮抗剂或血管紧张素受体 – 脑啡肽酶双重抑制类剂治疗；96% 接受 β 受体阻滞剂治疗；71% 接受盐皮质激素受体拮抗剂治疗。试验排除了 1 型糖尿病或严重肾脏病患者。主要终点包括从随机化到首次发生心血管死亡、心力衰竭住院或因心力衰竭紧急就诊的时间。随访时间约为 3 年。

评估 SGLT2 抑制剂达格列净（Dapagliflozin）用于慢性射血分数降低的心力衰竭（HFrEF）患者的有效性和安全性，结果达到了预设的主要复合终点，心血管死亡或心力衰竭恶化显著减少且具有统计学和临床意义在 18.2 个月的中位随访时间中，达格列净组 2373 例患者中有 386 例（16.3%）发生主要终点，安慰剂组 2371 例患者中有 502 例（21.2%）发生主要终点（HR 0.74；95%CI 0.65 ～ 0.85；$P < 0.000\ 01$）。研究中对主要终点也进行了亚组分析。对于首发心力衰竭恶化终点：达格列净组 237 例（10.0%），安慰剂组 326 例（13.7%）（HR 0.70；95% CI 0.59 ～ 0.83；$P < 0.000\ 04$）；对于心血管原因死亡终点：达格列净组 227 例（9.6%），安慰剂组 273 例（11.5%）（HR 0.82；95% CI 0.69 ～ 0.98；$P = 0.029$）。

在药物副作用方面，达格列净组发生了 178 例（7.5%）血容量减少，与安慰剂组的 162 例（6.8%）相比，两组之间无显著差异。达格列净组发生了 153 例（6.5%）肾功能不全，而安慰剂组为 170 例（7.2%），两组之间无显著差异。在两个治疗组中，严重低血糖、截肢和骨折的发生率不常见，且发生率相似。

McMurray 教授总结道："这项试验表明，在有或无糖尿病的心力衰竭并且射血分数降低患者中，达格列净可降低死亡率和住院率，改善生活质量。其潜在的临床意义是巨大的，很少有药物能在治疗心力衰竭中达到这样的效果，而达格列净在心力衰竭标准治疗的基础上做到了。"

DAPA-HF 研究是心力衰竭治疗领域又一里程碑式的结果，研究证实非糖尿病人群同样从 SGLT2 抑制剂治疗中获益，心力衰竭"金三角"或将成为历史，四种药物联合治疗有望成为主流。

（北京清华长庚医院　徐碧荷　刘元伟　张　萍）

（二）2019 ESC ICD in HF 研究：心力衰竭患者中 ICD 一级预防和死亡率的关系

2019 年欧洲心脏病学会（ESC）大会和世界心脏病学大会的热线会议上，公布了一项来自瑞典的心力衰竭患者中置入心脏复律除颤器（ICD）一级预防和死亡率关系的前瞻性研究。结果表明 ICD 的使用与心力衰竭患者短期和长期死亡率的降低有关，研

究同步发表在 *Circulation* 上。

心力衰竭患者发生潜在致死性心律失常和心源性猝死的风险增加。指南建议对射血分数降低（LVEF ≤ 35%）、预期存活寿命超过一年且功能状态良好、既往没有过室性心律失常的心力衰竭（HFrEF）患者推荐 ICD 进行 SCD 一级预防。

瑞典斯德哥尔摩卡 Karolinska Institutet 的首席研究员 Benedikt Schrage 博士说："大部分 ICD 用于预防 HFrEF 患者 SCD 的随机试验是在 20 多年前完成的。然而，目前 HFrEF 的疾病特征和管理方式早已发生了重大变化，尚不清楚在当代治疗的基础上 ICD 是否能改善患者预后。此外，还不清楚 ICD 的使用是否对女性和男性或老年和年轻患者等亚组同样有益。"

既往的 RCT 研究纳入的心力衰竭患者多为射血分数减低的（HFrEF）患者。本研究通过较大样本量的研究调查了当代 HFrEF 队列中 ICD 使用与全因死亡率之间的关系，并且重点关注各亚组（缺血性心脏病、年龄、入组时间和性别）特征。研究人群是瑞典心力衰竭注册研究（SwedeHF）的患者，患者符合 ESC 一级预防 ICD 使用指征。纳入标准包括：

（1）EF < 40%（SwedeHF 中分类方法为 < 30%、30% ～ 39%、40% ～ 49% 和 ≥ 50%）。

（2）心力衰竭持续时间 ≥ 3 个月。

（3）NYHA 分级 ≥ Ⅱ级。

（4）无 ICD 使用的缺失数据。

最终 SwedeHF 中共纳入 16 702 名符合条件的患者，平均年龄为（73 ± 11）岁，女性占 28%。终点事件为 1 年和 5 年全因死亡和心血管死亡率，统计学方法采用 1：1 倾向性评分匹配的队列和 Cox 回归模型。

结果显示共 1599 名（9.6%）患者有 ICD。在满足 ESC 一级预防 ICD 使用标准的 SwedeHF 患者中，只有不到 10% 的人置入 ICD，瑞典的 ICD 使用率低于其他欧洲国家（如德国或意大利）。

这可能是因为大多数心力衰竭患者都是由初级保健医师和老年病学家接诊，与心脏病医生相比，他们不太愿意接受器械治疗，对禁忌证有不同的认识。

倾向匹配人群包括 1296 名 ICD 使用者和 1296 名无 ICD 患者。研究人员发现使用 ICD 者 1 年全因死亡率相对降低 26%，5 年全因死亡率相对降低 13%。亚组分析表明，各亚组中具有相同的结果（缺血性心脏病 vs 非缺血性心脏病、男性 vs 女性、< 75 岁 vs ≥ 75 岁、心脏再同步化治疗 vs 无心脏在同步化治疗、入组时间早 vs 入组时间晚）。ICD 组 5 年绝对风险降低 3.1%，相当于每 33 名 ICD 治疗患者中减少了 1 例死亡。

此项研究表明 ICD 一级预防能够降低 HFrEF 患者短期和长期全因死亡率，无论患者的年龄、性别和是否为缺血性心脏病等。该研究结果支持目前指南的推荐，并呼吁医生在心力衰竭患者的临床实践中更好地应用 ICD 治疗。

（北京清华长庚医院　李　锟　何　榕　张　萍）

（三）2019 ESC PARAGON-HF 研究：肾素 - 血管紧张素抑制剂在射血分数保留型的心力衰竭患者中的作用

射血分数保留型心力衰竭患者的人数约占总心力衰竭人数的 50%，并且这个数字还在不断增长，随之而来的是心力衰竭病人居高不下的发病率与死亡率。目前心力衰竭相关研究提出的治疗方案，主要是针对射血分数减低的心力衰竭患者（左心室射血分数 ≤ 40%），而在射血分数 ≥ 40% 的人群中，尚无治疗方案被证明有效。PARDIGM-HF 试验发现，沙库巴曲缬沙坦，作为一种肾素 - 血管紧张素受体抑制剂，相比于依那普利，在射血分数减低的心力衰竭患者中可以更好地减少其住院率和由于心血管疾病导致的死亡率。PARDIGM-HF 第二阶段的试验表明，在射血分数保留型心力衰竭患者中，相比于缬沙坦，沙库巴曲缬沙坦可以降低 NT-proBNP，改善左心房大小及 NYHA 心功能等级。

PARAGON-HF 研究采用随机、双盲的对照试验方法，评估沙库巴曲缬沙坦是否能较缬沙坦进一步减低射血分数保留型心力衰竭患者的住院率及心血管疾病死亡率。

试验的主要终点为：患者因心力衰竭住院及心血管疾病导致的死亡。次要终点为：8 个月内 NYHA 心功能分级改善；8 个月内 KCCQ 临床评分改变；首次发生肾功能恶化的时间；全因死亡时间。

试验的主要的纳入及排除标准为：

纳入标准：≥ 50 岁且左心室射血分数 ≥ 45%；入选前 30 天内有心力衰竭症状或体征（NYHA 心功能分级 Ⅱ～Ⅳ级），且需要利尿剂治疗；心脏结构改变（超声心动图提示左心房扩大或左心室肥厚）；利钠肽升高（入选前 9 个月内曾因心力衰竭住院治疗的患者，NT-proBNP ≥ 200pg/ml；未曾住院治疗患者 NT-proBNP ≥ 300pg/ml；心房颤动患者 NT-proBNP 升高 3 倍以上）。

排除标准：曾有检查提示左心室射血分数 < 40%；急性失代偿期心力衰竭；存在导致相应症状及体征的其他病因；收缩压 < 110 或 > 180mmHg（或在应用 3 种及以上降压药的基础上，收缩压仍 > 150mmHg）。

本研究在全球范围内进行，在 43 个国家共 848 个临床研究中心进行了人群入选。共筛选了 10 359 位患者，最终有 4796 位患者进行了为期 35 个月的随访。

研究结果显示沙库巴曲缬沙坦组主要终点事件上较缬沙坦组稍有降低（约 13%），但这一结果未达到统计学差异，主要减低了首次及反复心力衰竭入院。而在次要终点上，包括心力衰竭症状、生活质量及肾功能方面，沙库巴曲缬沙坦的益处是存在的，尤其可以显著改善患者 NYHA 心功能分级。而在安全性方面，与缬沙坦组相比，沙库巴曲缬沙坦组发生低血压及血管源性水肿的概率更高，但高钾血症和肾功能恶化发生率更低。同时，研究发现参与试验的人群之间存在显著的异质性，女性及左心室射血分数≤57%的患者获益显著增多。本次入选试验对象有52%为女性，在女性患者中，沙库巴曲缬沙坦组的主要终点事件减少了27%。而左心室射血分数≤57%的患者主要终点事件降低了22%。

Solomon 教授认为，射血分数保留型心力衰竭患者具有异质性，不同个体对于沙库巴曲缬沙坦的治疗反应不尽相同，他和John 教授及其团队正在继续分析广泛的数据集，试图了解哪些患者最可能受益于沙库巴曲缬沙坦。他们相信，PARAGON-HF 研究对我们认识及治疗射血分数保留型心力衰竭具有重要意义，可以对某些特定人群产生具有显著的临床价值。

（北京清华长庚医院　张瑞琪　谢　颖　张　萍）

（四）2019 ESC BB-Meta-HF 研究：中重度肾功能不全的 HF 患者 β 受体阻滞剂同样获益

2019 年 ESC 大会上发布了 BB － META － HF 研究结果，Kotecha 教授等比较 β 受体阻滞剂与安慰剂的小型随机心力衰竭对照试验，是紧随观察性研究 SYNTAXES 的生存扩展研究，结果显示 β 受体阻滞剂可以降低窦性心率且射血分数降低的心力衰竭（HFrEF）患者的死亡率，即使是在中度肾功能不全患者中同样如此。

大多数探讨心力衰竭管理的随机临床试验排除了肾功能不全的患者，中度和重度肾功能不全患者使用 β 受体阻滞剂的数据很少。为了评估 β 受体阻滞剂用于合并肾功能损伤的 HFrEF 患者的效果，BB － META － HF 研究应运而生，汇总了 ANZ 研究、BEST 研究、CAPRICORN 研究、CHRISTMAS 研究、CIBIS I 研究、CIBIS-II 研究、COPERNICUS 研究、MDC 研究、MERIT-HF 研究、SENIORS 研究和 US-HF 研究 11 项试验的 17 433 名患者的数据。

队列包括 13 861 名窦性心律患者和 2879 名心房颤动患者，中位随访 1.3 年。

　　根据基线的 eGFR 水平判定 β 受体阻滞剂在 LVEF 低于 50% 的患者中的疗效，且由于 BB-meta-HF 之前发现窦性心律和心房颤动有显著交互作用结果根据基线心律对患者进行分层。荟萃分析显示，患者中位年龄 65 岁（IQR 55 ～ 72），23% 为女性，基线时中位 LVEF 为 27%（21% ～ 33%），窦性心律患者和心房颤动患者的 LVEF 中位值相似。在窦性心律患者中，与安慰剂相比，应用 β 受体阻滞剂与死亡风险降低相关，肾功能不全与较高的死亡率独立相关，死因更常见于重度肾功能不全患者的进行性心力衰竭。心房颤动患者的 eGFR 值低于窦性心律患者，平均随访 1.3 年，两组死亡率分别为 21% 和 16%，β 受体阻滞剂对心房颤动患者的死亡率没有影响，无论 eGFR 如何。eGFR 每降低 10ml/（min·1.73m^2），HFrEF 患者死亡风险增加 12%（95% CI，10% ～ 15%）。与 eGFR 为 60ml/（min·1.73m^2）的患者相比，eGFR 为 35ml/（min·1.73m^2）的患者死亡率增加了两倍。低 eGFR 患者往往死于心力衰竭相关原因，而高 eGFR 患者最常死于突发事件。

　　Kotecha 教授总结说："在我们的研究中，肾功能恶化似乎不是由 β 受体阻滞剂治疗引起的，所有患者都已经服用了血管紧张素转化酶抑制剂。尽管如此，肾功能恶化与不良结果有关，这突出了与肾脏专家合作维护肾功能的重要性。"关于临床实践的意义在于，患有中度或中重度肾功能不全的窦性心律伴 HFrEF 的患者不应限制接受 β 受体阻滞剂治疗，应选择合适的剂量，这将拯救患者的生命。

（北京清华长庚医院　吕婷婷　刘元伟　张　萍）

（五）2019 ESC GALACTIC 研究：急性心力衰竭积极的扩血管治疗能否带来获益

2019 年 9 月 2 日 ESC 会议发布了积极的扩血管治疗能否带来获益 GALACTIC（Goal-directed AfterLoad Reduction in Acute Congestive Cardiac Decompensation： a randomized controlled trial）研究结果，该研究主要用于探究早期强化并持续扩血管的综合和个体化药物治疗在急性心力衰竭中的应用价值，研究获得阴性结果：早期强化持续的扩血管治疗，并降低血压至目标水平，不能降低急性心力衰竭患者 180 天的死亡率和急性心力衰竭再入院率。

该研究为一项前瞻性随机对照临床研究，是目前由研究者发起的、针对急性心力衰竭最大的 RCT 试验，涉及瑞士、巴西、保加利亚、德国、西班牙 5 个国家 12 个医学中心，研究共纳入 781 名患者。患者入选标准：急诊就诊并住院的急性心力衰竭、NYHA III/IV 级的急性呼吸困难患者、BNP ≥ 500/ng/L 或者 NT-proBNP ≥ 2000ng/L、60 岁以下的未孕女性。排除标准：需要 ICU 治疗或急性冠状动脉介入的患者、收缩压＜ 100mmHg、肌酐＞ 250μmol/L、心肺复苏、已知的严重主动脉瓣或二尖瓣狭窄、成人先天性心脏病、肥厚型梗阻性心肌病、肺动脉高压引起的单纯性右心衰。

受试者入组后随机分为两组，一组依据 2016 ESC 急慢性心力衰竭指南接受标准化治疗，另一组接受早期强化并持续扩血管治疗，患者使用硝酸酯、肼屈嗪，以及快速滴定 ACEI、ARB 或 ARNI 以达到目标收缩压 90 ～ 110mmHg。两组患者均接受同样包括利尿剂、β 受体阻滞剂、醛固酮受体拮抗剂，以及器械辅助治疗在内的心力衰竭优化治疗。研究主要终点为 180 天内全因死亡或急性心力衰竭再入院的复合终点，次要终点为对入院后第

2 天和第 6 天呼吸困难程度的定量评估。

受试者于入组后立即（中位时间 5 小时）随机化，两组患者早期呼吸困难均有改善，组间无统计学差异。779 名患者（99.7%）完成 180 天随访，其中早期强化扩血管组有 117 名患者、传统治疗组有 111 名患者发生主要终点事件（30.6% vs 27.8%）。进一步统计分析后表明，与传统优化药物治疗相比，早期强化扩血管治疗并不能显著改善患者预后、降低死亡率或心力衰竭再入院率（HR 1.07，95% CI 0.83 ~ 39，$P = 0.592$）。初步亚组分析显示，对年龄和左心室射血分数分层后可得到类似结果。然而，在对不良反应的比较中，性别与治疗效果有显著交互作用（$P = 0.027$），提示早期强化扩血管治疗可能对女性患者造成更多不良反应。该研究表明，急性心力衰竭患者可以耐受早期强化和持续的血管扩张治疗，包括使用个体化剂量的硝酸酯类、肼屈嗪、ACEI、ARB 或 ARNI，但是早期强化持续的扩血管治疗，并降低血压至目标水平，不能降低急性心力衰竭患者 180 天的死亡率和急性心力衰竭再入院率。

该研究结果虽为阴性，却对临床实践及研究工作有重要指导价值。研究发现尽管使用了个体化剂量的综合治疗，急性期强化扩血管并不能有效改善患者预后，其发病率和死亡率仍高。急性心力衰竭因病因、病程不同有不同的亚型，因而治疗效果不同，期待在将来针对急性心力衰竭的治疗能有更丰富的亚组分析，从而找到扩血管治疗的最佳适应人群，并制定出适合不同患者的不同血压控制靶标，以改善患者预后。这些研究也提示，短期干预可能难以影响长期预后，而急性心力衰竭人群异质性较大，尽管使用了个体化治疗和积极的剂量控制策略，仍难以达到同样的治疗效果。对于急性心力衰竭，我们期待有更好的手段预防和早期识别患者，并建立完善分类和分层标准，以实现更优化治疗。

（北京清华长庚医院　李思源　缪国斌　张　萍）

五、调脂治疗研究进展

2019 ESC 急性冠状动脉综合征患者早期应用 PCSK9 抑制剂依洛优单抗的安全性

2019 ESC 公布的 EVOPACS 试验结果表明，极高危的急性冠脉综合征（ACS）患者在高强度他汀的基础上加入 PCSK9 抑制剂依洛优（evolucumab）单抗治疗，可以安全降低低密度脂蛋白胆固醇（LDL-C）。

2019 ESC 发布的血脂指南提出了新的降脂靶点，LDL-C 需降至 55mg/dl 以下。本研究中，依洛优组有 90.1%、安慰剂组有 10.7% 的患者达到了这一标准。

来自瑞士博尼尔大学医院的康斯坦丁诺斯博士指出：这是首次在 ACS 患者中应用 PCSK9 抑制剂依洛优治疗，安全性可靠，而且充分有效的降低了 LDL-C。下一步将是尽早将指南推荐的 LDL-C 目标值落实到临床实践中，符合应用 PCSK9 抑制剂的 ACS 患者不需要等待数月，尽早用药更有效，新指南赞同这种治疗措施。

尽管先前的 PCSK9 抑制剂研究入选了有或无动脉硬化性心血管疾病或稳定型冠心病的患者，其中也包括了 ACS 患者，但从发病到入组参试的时间间隔较长，ODYSSEY 试验是 2.6 个月，FOURIER 试验是 3.4 年。

EVOPACS 试验入选了发生 ST 段抬高型心肌梗死（STEMI）24 小时内、或非 ST 段抬高型心肌梗死（NSTE-ACS）72 小时内的患者 308 例，随机分到依洛优组（420mg/4 周）和安慰剂组，两组均服用阿托伐他汀 40mg/d。

入组患者中 78.2% 未服用过他汀类药物，其余患者使用了低到中等强度（11.4%）或高强度他汀（10.4），所有患者入组前均未达到指南建议的 LDL-C 目标水平。

参试者平均年龄 60 岁，37% 是 STEMI、63% 是 NSTE-ACS。其中 84% 行 PCI 治疗，9% 仅单纯药物治疗，7% 做了冠脉旁路移植手术。

从基线到用药后 8 周，依洛优组 LDL-C 降低 77.1%（平均 31 ～ 139mg/dl），安慰剂组降低 35.4%（平均 80 ～ 132mg/dl）。依洛优组有 95.7%、安慰剂组有 36.2% 的患者达到了 LDL-C 低于 70mg/dl 的目标值。

与安慰剂相比，依洛优组总胆固醇水平进一步降低 26.5%，载脂蛋白 B 降低 34.2%，非高密度脂蛋白胆固醇降低 34.6%（$P < 0.001$），三酰甘油（TG）降低 20%（$P = 0.024$），高密度脂蛋白胆固醇（HDL-C）升高 4.8%，但 ApoA1 的变化在两组之间没有统计学差异。

经审核的不良事件，试验组有两例死亡，但与药物无关。试验组与安慰剂组分别有 4 例和 1 例发生心肌梗死，血运重建分别为 33 例和 39 例，因 ACS 再住院分别为 0 例和 1 例。

探索性分析表明，用药 8 周后，炎性生物标志物如高敏 C 反应蛋白（CRP），白介素 -1β 和白介素 6，血小板反应性，急性肾损伤或 PCI 术后的心肌损伤在两组之间均无统计学差异。尽管之前的研究表明，PCSK9 抑制剂不能抑制炎性生物标志物，但研究设计者仍假设可能会看到两组之间存在差异，因为已知 CRP 在 ACS 环境中会显著升高，而他汀类药物会降低 ACS 患者的 CRP 水平。本研究的结论并不是一个确定的答案，这一结果可能与本研究选择的检测时间点有关，因此，尚需要进一步的研究来证实这一结论的可靠性。

本研究的局限性包括：没有完成临床结果的评估，仅 90% 的患者有主要终点事件的统计结果；没有记录试验 4 周前的事件发生率；预先设定 50 名患者完成影像学亚组研究，但仅有 10 例进行了影像学检查。目前，研究仍在进行中。

本研究证明，PCSK9 抑制剂能显著降低 ACS 患者的 LDL-C 水平，疗效安全可靠。但在临床广泛使用之前需要看到对临床结局影响的统计数据。

（首都医科大学附属北京安贞医院

李艳芳　王　梅　孙晓冬）

六、高血压研究进展

（一）2019 ESC 保持较低 LDL-C 和收缩压，极大降低心血管病风险

在 2019 年 ESC 大会上，来自英国剑桥大学的 Brian Ference 教授公布了他们振奋人心的研究结果，该研究发现，适度持续的降低血压和胆固醇水平可以预防绝大多数的心脏事件、卒中和心源性死亡。

该研究累计纳入 438 952 例患者，平均年龄 65.2 岁（范围 40.4 ～ 80.0），女性占 54%。评价较低水平的低密度脂蛋白胆固醇（LDL-C）和收缩压（SBP）暴露与心血管病终身风险之间的关系。

研究发现，长期保持较低的 LDL-C 且同时保持较低的 SBP 水平与生活方式相关的心血管病风险减低具有独立相关性。且二者之间的关系呈剂量依赖性，提示任何水平较低的 LDL-C 和 SBP 都会有相应得减低心血管病风险。LDL-C 和 SBP 水平即使降低很小水平也可以显著减低心脏事件或脑卒中风险，例如，LDL-C 降低 0.3mmol/L 同时 SBP 降低 5mmHg，与患者终身心血管病风险下降 50% 相关。

Ference 教授指出，LDL-C 和 SBP 的轻微改善是可以通过健康饮食，如 DASH 饮食，实现的。所谓 DASH 饮食（The Dietary Approaches to Stop Hypertension），即控制高血压的饮食方法。更大程度的 LDL-C 和 SBP 水平的减低需要更积极的生活方式的改善或其他治疗。但是如能达标获益也将更大，结果显示，同时使 LDL-C 水平降低 1mmol/L、收缩压降低 10mmHg，可以降低心血

管病的终身风险高达 80%，使心血管死亡风险下降 68%。

Ference 教授指出，健康的饮食和运动是改善心血管健康的有效方式。最佳的饮食或运动方案因人而异，对个人来说，能够最大限度降低血压和血脂水平且能坚持住的就是最佳的方式，因为这两个指标降低带来的获益具有时间累积效应。因此，鼓励患者和人群为未来的健康投资非常重要。在一段时间例，即使能保持 LDL-C 和 SBP 很小水平的减低也可以显著减低余生心血管病风险。

（北京清华长庚医院　孔令云　刘　芳）

（二）2019 ESC HOPE 4 研究：社区强化干预，有效降压降风险

2019 年 9 月 2 日 ESC 年会上发表的 HOPE 4 研究的最新数据显示将非医师保健工作者（NPHWs）、初级保健医师和家庭成员结合在一起的综合护理模式，有助于进一步减少近 5% 的心血管疾病风险，且可提高 2 倍的高血压控制率。试验结果同时发表于《柳叶刀》杂志。来自加拿大的 Schwalm 教授就相关研究结果进行了汇报。

HOPE4 研究是一项开放的以社区为单位的群组随机对照研究，由来自哥伦比亚和马来西亚这两个发展中国家的 30 个社区参与，共纳入 1371 例年龄 50 岁及以上新发或控制不佳的高血压患者，随机分为干预组（14 个社区，$n = 644$）和对照组（16 个社区，$n = 727$）。干预措施包括：①非医师保健工作者通过简化的管理运算和咨询程序筛查高血压患者并给予治疗心血管疾病的危险因素等干预措施。②在初级保健医师的监督下非医师保健工作者为参与者提供免费的降压和他汀药物。③参与者在家庭成员或朋友的支持下提高药物依从性和保持健康生活方式。主要终点为干预组和对照组在 12 个月时由 Framingham 评分预测的 10 年

心血管疾病风险估值的变化。次要终点为 12 个月时血压、血脂的变化。

所有社区都完成了为期 12 个月的随访（97% 的存活者，$n = 1299$）。对照组 Framingham 评分预测的 10 年心血管疾病风险降低了 6.40%，而干预组降低了 11.17%，干预组比对照组进一步降低了 4.78%（$P < 0.0001$）。干预组收缩压绝对降低 11.45mmHg，低密度脂蛋白降低 0.41mmol/L。干预组收缩压控制到低于 140mmHg 的占 69%，对照组为 30%（$P < 0.0001$）。干预组不存在安全性问题。

HOPE4 研究探讨的是一种由非医师保健工作者领导的综合护理模式，还包括初级保健医师和受当地环境影响的家庭的参与。这一综合管理模式大大改善了血压控制情况和心血管病疾病风险，说明这一策略是有效和务实的，与目前通常以医生为基础的策略相比，其具有显著降低心血管疾病的潜力。

（北京清华长庚医院　向　伟　刘　芳）

（三）2019 ESC 盐替代，使广大人群普遍获益

在 2019 年 ESC 大会上，来自秘鲁卡耶塔诺埃雷迪亚大学的 Jaime Miranda 教授汇报了一种减少钠盐摄入的简单方法，这种方法使得社区人群高血压的发病率降低了一半。

降低血压是减少心脏病和卒中风险的关键，数十年来人们已经认识到，降低钠摄入、增加钾摄入是降低血压行之有效的方法。目前全球盐消耗量之大，以至于世界卫生组织同意 2025 年前全球盐摄入量应该减少 30%。Miranda 教授指出，介入公共健康，例如限制加工食物的含盐量是非常重要的方法，但是需要很长时间，我们想在一个较大范围内找出一种快速又简单的降低盐摄入的方法。

为此他们在秘鲁一个钠摄入量高和高血压高发地区的 6 个村

庄进行了为期 3 年（2014—2017 年）的观察，他们向参与的家庭、商店和商贩提供低钠盐含量的 Salt-Liz（含 75% 钠和 25% 钾的盐替代品），用这种方法逐步替代既往 100% 含钠的盐。他们创新性地采用了一种社会营销方式，将 Salt-Liz 列为高需求产品，而不是健康食品，主要是为了打消人们对健康食品可能意味着食之无味、无趣的顾虑。研究没有采用随机设计方案，而是采取了一种阶梯 - 楔形设计方案，5 个月为一个阶段，每 5 个月纳入一个村庄提供替代盐制品，以同期未纳入的村庄作为对照组。研究在基线、每隔 5 个月和每次新入组及研究结束时均测量血压。

研究发现，Salt-Liz 产品使人群收缩压平均降低 1.23mmHg（95% 可信区间 0.38 ～ 2.07），舒张压平均降低 0.72mmHg（95% 可信区间 0.10 ～ 1.34）。尽管表面上看数字很小，但是考虑到这是一个基于人群的研究，研究纳入了血压处于各个水平的受试者，因此血压的受益其实很大。其中，高血压患者收缩压和舒张压分别降低 1.74mmHg、1.25mmHg。在无高血压的受试者中，Salt-Liz 产品使罹患高血压的风险显著降低 55%（$P < 0.001$）。

为证实受试者确实食用了 Salt-Liz 产品，他们在基线和研究结束时随机选取了一个亚组，检测其尿液中钠和钾的含量，结果证实尿液成分的改变与钠盐替代品的成分是一致的。

研究者认为他们的这张盐替代方案适用于其他人群，但效果可能受饮食习惯的影响。例如，该研究涉及的人群钠盐摄入的主要途径是饮食，而在其他地区，可能是加工食品，因此，在广泛的人群内盐替代的的影响可能比较小，但"获益仍然会很明显"，Miranda 教授认为。

（北京清华长庚医院　孔令云　刘　芳）

七、心房颤动和其他研究进展

（一）2019 ESCmAFA Ⅱ研究：华为智能手环筛查心房颤动

巴黎当地时间 9 月 2 日上午，中国人民解放军总医院第一医学中心（301 医院）心血管内科陈韵岱教授、郭豫涛教授登上全球规模最大心脏病学术会议——欧洲心脏病学（ESC）会议的讲台，发布基于光电容积脉搏波（PPG）mHealth 技术筛查心房颤动研究（HUAWEI Heart Study 系列研究之 MAFA Ⅱ研究），并同期发表在心血管领域权威期刊《美国心脏病学会杂志》。

在 187 912 个应用华为智能手环的人群中，筛查出 262 例"疑似心房颤动"患者，经医疗机构检查确诊 227 例心房颤动患者，阳性预测值（准确率）达 91.6%。监测方式、监测时间均与心房颤动检出率相关，即周期监测较主动监测可更好地检出心房颤动；70.8% 的心房颤动事件在 14 天内发现，但仍有 1/3 的心房颤动在 2 周后检出。进一步分析发现，PPG 对心房颤动的筛查价值还受年龄及地域的影响。65 岁以上的老年人群检测率最高（2.78%，95% CI：2.28 ～ 3.38），与 55 岁以下人群相比，55 岁以上人群心房颤动检出率显著增加（2.62% vs 0.17%；$P < 0.001$）；东北地区较其他地区的心房颤动检出率最高（$P < 0.001$）。此外，有 95.1% 的患者确诊心房颤动后获得心房颤动整合管理，80% 心房颤动高危人群获得抗凝管理。

光电容积脉搏波技术是通过感知毛细血管血容量变化，检测心脏节律，是一种简易、低成本的无创检测手段，戴上手环后，手环每 10 分钟监测 1 次脉搏波节律，收集 60 秒后用于判断心脏节律。用户也可以主动监测，收集 45 秒的信号。当发现连续 10

次测量均为疑似心房颤动的"不规则节律"后，用户将收到"疑似心房颤动"的通知，并按照所在地域就近到协作医院进一步确诊及治疗。研究还发现，这种测量方法较单次主动测量更有效的筛查出心房颤动；另外，持续2周以上的监测更有利于心房颤动检出。

相比今年在美国心脏学会年会上公布的 Apple Heart Study（Apple Heart Study 应用程序使用来自 Apple Watch 的数据来识别不规则的心律，包括那些来自心房颤动等潜在严重心脏病的心律），42 万名用户中，2161 例（0.5%）收到不规则脉搏通知；但最后仅 34% 被证实有心房颤动或心房扑动。华为手环的准确性无疑更高。

（北京清华长庚医院　徐碧荷　何　榕　张　萍）

（二）2019 ESCmITRA-FR 研究：经皮二尖瓣修复术在继发性二尖瓣反流的心力衰竭患者的治疗效果

MITRA-FR 研究是一项多中心、随机对照临床试验，入选 2013 年 12 月至 2017 年 5 月在法国 37 个中心诊治的 304 例继发性重度二尖瓣反流患者。入选标准如下：①标准药物治疗后仍有症状的患者（NYHA ≥ II 级）；②随机分组前 12 个月内至少有一次因心力衰竭住院；③严重的二尖瓣反流：有效反流面积 > 20mm^2 或每搏反流量 > 30ml；④ 15% < LVEF < 40%；⑤分中心心脏小组评估不适宜外科手术治疗；⑥超声心动图结果经过超声核心实验室统一确认。患者 1：1 随机分入介入治疗组（MitraClip+ 药物治疗）或药物治疗组。MITRA-FR 研究主要终点是全因死亡或首次非计划的心力衰竭再住院。主要终点发生情况，介入治疗组 2 年全因死亡率或首次非计划心力衰竭再住院率为 64.2%，标准药物治疗组则为 68.6%，无统计学差异。次要终点中的全因死亡率，介入治疗组与药物治疗组分别为 33.9%、

35%（*HR* 0.99）；以上两组的心血管死亡率分别为 31.2%、32.4%（*HR* 0.99），非计划心力衰竭再住院率则分别达 58.7%、63.5%（*HR* 1.03），主要心血管不良事件发生率分别为 66.1%、68.6%（*HR* 1.09）。MITRA-FR 研究的 2 年随访结果表明，在药物治疗基础上加用经皮二尖瓣修复术不降低伴继发性二尖瓣反流的心力衰竭患者的死亡率和再住院率。

（北京清华长庚医院　王银棠　周博达）